胖病毒、人皮書、水蛭蒐集人

醫療現場的46個震撼奇想

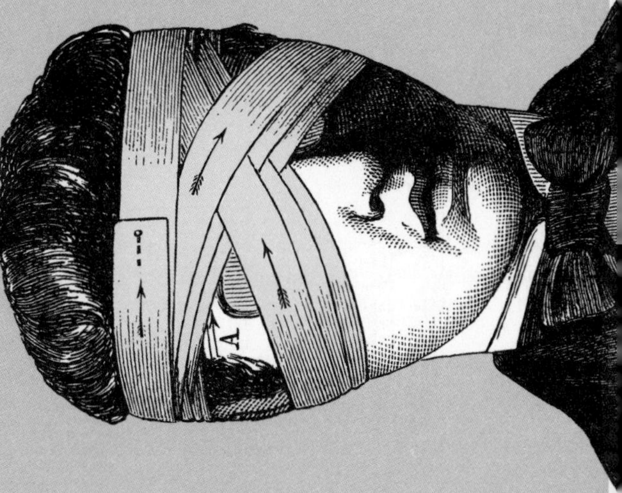

蘇上豪——著

［推薦序］

最愛說故事的醫師

國防醫學院校長　司徒惠康

蘇醫師被稱為臺灣最「會」說故事的醫師，我個人卻認為他是臺灣最「愛」說故事的醫師。嚴謹又艱辛的心臟外科專業訓練，並未將他的思考框限在一刀一剪、一針一線且充滿生理、生化數值及影像分析為主的心臟精密手術中。隨著《國姓爺的寶藏》、《開膛史》、《DNA的惡力》、《鐵與血之歌》、《暗黑醫療史》等著作問世，一位「心外」醫師開展了「心」臟以「外」的神奇廣闊天地，一個融合醫學史觀、貫穿傳統文化、貼近社會脈動、分析科技新知及追求自我惕勵的探索空間。

蘇醫師才華洋溢，早年在國防醫學院醫學系就讀期間，曾連續獲得一九八八及一九八九年「源遠文學獎」小說類創作首獎。畢業後接受極為嚴格且充滿挑戰的心臟血管外科專業訓練，師承國內換心權威魏崢教授，紮實且豐厚的臨床訓練，診治了無數病患的苦痛。

然而身上那股DNA的「餓」力，趨動了蘇醫師內心「Silence」多年的寫作欲望，從看完尼可拉斯·凱吉主演的《國家寶藏》後，心中一本以臺灣背景為主的「尋寶」小說的創作念頭即被啟動，尤其在二〇〇七年參加了臺南市政府舉辦的「鄭成功文化節」後，一本以「尋找國姓爺遺留在臺灣寶藏」的小說雛形已然成形。過程雖有挫折，在癌末好友鼓勵、中研院臺史所專家支持及多位貴人協助下，《國姓爺的寶藏》終於在三百多年後，由「紅色山頭旁的湖底」重見天日。這本獲選《亞洲周刊》十大華文小說的代表著作，開啟了蘇醫師過去四年豐碩的創作之路。

基於個人多年從事與基因相關研究的經驗：蘇醫師寫作之基因已被重新開啟，搭配他從極年輕時遍覽金庸、李敖、王溢嘉、川端康成、芥川龍之介、史蒂芬金等無數文學作品，以及多年臨床經歷與「醫學考古」的功力，這些「環境」因子促成蘇醫師「創作基因」源源不絕、沛然莫之能禦的能量，為臺灣醫師作家群再創新的傳奇。

本書收整了上豪醫師近年來四十六篇著作，由「死刑」、「精神疾病」、「民俗醫療」、「醫學創新」、「外科歷史」、「醫療商業」到「社會事件」等，探索內容不單侷限在醫學領域，更悠遊於歷史、宗教、哲學、文化、法律、經濟及科學等不同天地，寬廣又精闢的論述，由蘇醫師貫有筆風呈現，流暢又犀利。

本書一篇篇論述，讓人感受到這位外科醫師更洗鍊的筆鋒，心境上也有更多身為第一線外科專家的「自我反省」及「自我惕勵」。醫師非神，醫學往往有其侷限，我們只有真正面對：「只不過數百年前，中世紀歐洲的外科醫師就是一手拿剪刀、一手拿剃刀的理髮師，還是兼差幫人割除腫瘤或痔的江湖術士」；「早期的輸血治療是用牛、羊等動物的血輸給病人」；即使獲得諾貝爾獎殊榮肯定的「切除前額葉治療特定精神疾病的醫療手術」後來也被廢止，因為這項手術極為殘忍，且為病人帶來極大的副作用。這一連串「驚心動魄」及「嘗試錯誤」的醫療史，也就是全人類的「生存史」。

我們只有虛心地面對醫學科技的不足，才能謙卑地「自我提升」；誠懇地承認過去醫學的疏漏，才能真心體認生命的可貴。

謝謝蘇醫師帶給我們自省與提升的機會。

[推薦序]

醫學是最稚齡的一門科學

臺灣大學醫學院內科教授　吳寬墩

雖然人類對抗疾病的歷史非常久遠，但現代醫學革命卻發生不到九十年。一九二八年，蘇格蘭人弗萊明（Alexander Fleming）發現青黴素，被認為是現代醫學革命的開端。在此之前，因為大部分疾病和感染相關，醫師幾乎束手無策。然而，即便是抗生素被發現和開發，醫學仍不是以目前的面貌呈現。

醫學知識的爆炸，在過去三十年，改變了許多醫療的觀念和方式。我當住院醫師時，對於急性心肌梗塞患者，幾乎沒有什麼特殊治療可言。而罹患肝癌的病人，除了開刀以外，也沒有現在侵入性較少的栓塞或灼燒。年輕的醫師或醫學生，甚至民眾，一定無法相信三十年前的落後或無能。然而，也許不出三十年以後，目前的醫療方式也會令「後人」難以置信。

蘇上豪醫師出版數本書，回顧過去西方醫療的各種面向，本書延續他過去的寫作方向，有四十六個主題，探討過去和現在醫療的異同。讀者可以發現蘇醫師博覽醫療史，具敏銳的觀察和聯想力，把過去「荒謬」的醫療觀念和方法，對比目前狀況。

對此，我們大部分的人可能只把故事當成茶餘飯後的笑話。蘇醫師不想更嚴肅地探討這些「笑話」的背景，也對於較「文明」的現代，不多做說明。然而，這些主題如果用作醫學教材，每個故事都可以列出許多問題讓學生討論。著名的德國醫師、病理學家魯道夫．卡爾．菲爾紹（Rudolf Ludwig Karl Virchow）說：「醫學是一門社會科學，而政治充其量是大規模的醫學。」因此，除醫學知識外，政治、經濟、社會規範、文化等，都可以成為很好的討論方向。

近二十五年，臺灣醫界興起醫學教育改革之風，醫學院紛紛開設各種醫學人文相關的課程，期望醫學生具有人文素養。但老師或學生對這個「人文素養」的認知或有差異，使得課程設計的目標不一而足。學生進入醫學院企望迅速學習醫療知識，往往不知這些人文課程的用意，況且臺灣教育缺乏廣博知識的培育，以及獨立思考。而相關課程設計無法吸引學生也是原因之一，蘇醫師這些書籍或可提供教師設計教學參考。

讀者或許納悶，為何內容多以西方醫療史為主軸？對於信奉中醫的讀者確實有不足之處。然而，這正是東、西方醫療的最大差異。西方科學不吝於將成果公諸於世，即便是個人論述也可刊登發表，似乎無「祖傳祕方」不可公開之慮。這種精神讓醫學知識和醫療方式可以不斷受到公評。以醫學教科書而言，幾乎兩、三年就修訂版本，這樣的速度，可見知識不時無刻受檢驗，而非抱守百年古書的固執。

對於醫學，我們所知確實有限，對於生命的意義更是。現代醫學革命已經令人類的壽命增加一倍，是任何生物都無法做到的。然而，不斷延長人類生命的醫學，也許在數十年後，或許更短的時間，就被嚴厲批判。

我深恐那種批判，不是後人當作閒聊的笑話或一般故事而已！

〔推薦序〕

療癒人心的醫療故事

林口長庚紀念醫院血管外科主任
臺灣血管外科醫學會副理事長　柯博仁

因為我小時候生了一場大病，自此立志長大要當一個醫師。大學時代參與了服務性社團，自以為肩擔大任、有理想，總是想消滅這個社會的不幸和不公義。畢業以後順利成為臨床外科醫師，一開始也想消滅世界上所有的疾病。

回頭看當時年輕的自己，總覺得醫學同道和我都從事著偉大的事業，夢想有一天這個世界因為我們的努力之後變得完美，不再需要醫師。一年一年過去，不是這個世界變了，而是我變得聰明，清醒了……二十幾年的外科臨床醫師經歷，我終於漸漸地瞭解，其實我沒有辦法真正治癒我的病人。

世間萬物沒有能逃得過大自然的既定法則與限制。月有陰晴圓缺，年有春夏秋冬，就算是蓋世聰明的不世出奇才，也不可能改變人的命運。我充其量能盡力療癒的不過是人的心情而已。

愈來愈多時候，我為了現代醫師所能提供的治療，以及現代社會各式各樣瑰麗的醫學詞藻感到不安與汗顏。不斷進展的醫療科技，讓醫療的需求更大，卻沒有明顯地讓人們更健康。呼吸照護中心裡一臺一臺呼吸器，規律地支撐著一個一個沒有未來的未來。加護病房內維持心跳的葉克膜又有多少百分比能夠帶來實質的希望？

太多時候，我們這些急重症醫師只能一面手裡做著，一面告訴自己和患者家人：我們都盡力了。身為一個執業二十年的血管外科醫師，這大半輩子都在追求能夠使血管暢通的更有效、更快速、更持久的好方法。年輕的時候，不相信老師對我講的：「所有的血管外科手術都是姑息性手術，不能治本，只能治標！」我現在相信了！縱使現代高科技的血管腔內手術技術風起雲湧，在正統的醫學技術發展下，各種支架、氣球、導管不一而足，然而血管外科醫師仍然缺乏一項真正的萬能神器來治療周邊血管阻塞。環目四顧，不禁感嘆我到底真正能為我的病人帶來什麼？

臺灣的醫療法規定西醫業者不能做廣告推廣。然而很多時候，我們可以看到身處於正統醫學殿堂之外的電視、電臺以及報章雜誌，充斥著缺乏實證醫學的保健推廣，一些名人因為不用擔著醫師執照所該負的責任，享受著另類醫療推廣所帶來的名和利。（有效沒效，可想而知。）這樣的情形不免讓人再三感嘆。

醫療圈子外如此，醫學象牙塔內有些人推薦一些治療方法，也令人看不下去。有一些新興的醫療器材或者治療方法，某些同道也許是出於無知，也許是出於故意，誇大了一些自費醫療科技的療效，推廣給病家大眾，如同商業公司一般，以治療的病例數量為豪。這樣的情形，在上豪兄的大作中，正是隨手可得的似曾相識！

閱讀了那些醫學歷史典故後，心中不自覺地愈是釋懷，鑑古以知今，原來劣幣驅逐良幣的情形一直存在，永遠都有真理與迷信之間界線的模糊地帶！

上豪兄知識淵博、文筆流暢，身為大開大闔的心臟外科醫師，他的行文風格卻是溫厚，即使對於極其荒謬的醫學事件，也不見他有任何尖銳的批判文辭，反而如流水一般地娓娓道來，在淡淡敘述之後，溫柔而有理性的分析評論。文字之間彷彿有安撫的魔法，自然而然地為吾人在日常生活中所累積的一些些不平負面感受，提供了一個引流的出口，流入醫學歷史的大海，消失於無形。

對於我，醫療是一生的志業；對於非醫療行業從業人員而言，醫療更是人生必定面對的一門功課。我珍惜這樣的機會，閱讀這一系列的文章，也相信所有讀者和我一樣，在引人入勝的醫療故事中，會有被療癒的感覺。

[作者序]

英雄與瘋子

一六二八年，英國醫師威廉·哈維（William Harvey）發表了著名的「心血運動論」（De Motus Cortis），正確指出人體的「血液循環」是由心臟打出來後，再經由全身回到心臟，糾正了影響西方醫學一千多年的理論。以今日的眼光來看，他對於醫學的貢獻可以說是英雄人物。

哈維所處的年代，服膺自古希臘時代以來的見解，認為血液不會循環。而食物消化後，經肝臟過濾，產生靜脈裡的血，從肝臟往心臟流過去，穿透心室外那一層肉眼看不見、有細孔的薄膜，滲入心臟。心臟的任務就像火爐裡的柴火燃燒著血液，使人有體溫，因此在當時，不認為肺臟的功能是讓血液重回「充氧」狀態，而是把心臟這個火爐所產生的「濃煙」排掉。無怪乎，西方在十九世紀中葉以前，喜歡使用「放血」治療或預防疾病。

哈維的看法與上述的醫學理論不同，他師承義大利帕多瓦大學（University of Padua）的外科醫師法布理修斯（Hieronymus Fabricius），對於老師主張「血管內瓣膜就如控制水量的防洪閘門」有很大的疑問，因為老師只想到「如果血管沒有瓣膜，血液就會失控地往身體下半部流動」，使得上半身營養不良。老師的想法與舊有的醫學典籍理論不同，照理說哈維因此可能獲益良多，可是情況卻正好相反。他的疑問是：「血管內瓣膜長的方向，都使得血液往心臟移動，而阻擋其回流，如此應該是人體的完美設計，但為何要這般設計呢？」為了瞭解箇中祕密，他開始了一系列的「活體解剖實驗」。

哈維和法布理修斯都是醉心於「人體解剖」的醫師，認為稱職的醫師都應該捲起袖子，為了探索人體的奧祕從事解剖。歷史上沒記載哈維解剖了多少具大體，但著迷於此事的他，至少解剖過自己的父親、一個妹妹與他的密友。

這些冰冷屍體所提供的知識，無法解答哈維有關「血管內瓣膜」的疑問，於是他開始做活體解剖（Vivisection），如此才能親眼看到血液流動，找出它在瓣膜內流動的軌跡與心跳的悸動。他開始找大街上流浪的貓與狗，用食物騙牠們上鉤，然後一個個活生生地解剖，可惜這些動物往往會扭動身體，而且心跳太快，所以沒有什麼重大的發現。

最後哈維找上了冷血動物，例如鰻魚、蛇及烏賊等，因為牠們的心跳比較慢，也比較容易固定。這樣一來，他終於觀察到心臟的跳動——舒張期時會微微變紅，此時心室充滿血液；等到收縮期，血從心臟擠出，就會變白。歷史學家形容哈維總是入迷地緊盯著實驗的動物，看著牠們慢慢地死去。

看了哈維提出「心血運動論」的過程，讀者們是否覺得毛骨悚然？認為我為他描繪的英雄形象，在瞬間轉變成偏執且殘忍的瘋子？

如果有這種感覺，也不能怪你，因為在醫學發展史上，像哈維一樣的人物，比比皆是。有人是英雄，有人是瘋子，也有人兩者兼具，都在我這本書裡，活靈活現。

我所謂的英雄是在困境中還能保持動力，憑著努力不懈，期待機會來臨，突破難關。如同書裡提到的微生物學家賽加爾（Suren Sehgal），從復活節島帶回的土壤中，找到吸水鏈黴菌（Streptomyces hygroscopicus）的重要成分Rapamycin，不僅沒有因為他的研究機構被解散而放棄希望，還將不受重視的吸水鏈黴菌放進自家的冷凍庫內，等待時機。如今Rapamycin不僅是抗癌藥，也是「器官移植患者」服用的抗排斥劑，甚至是抗老藥物的新興研究標的。另外還有細菌學之父巴斯德（Louis Pasteur），以其優異的分析與培養技術，發現「葡萄酒變酸是微生物作祟」的祕密，更利用鵝頸瓶讓肉湯因為無法滋生細菌而不發臭，粉碎流行了千年的謬誤「自然發生說」（Spontaneous generation）——那個認為「原味內褲，會長出老鼠」的理論。

至於瘋子，就是相信自己偏執的觀念，不計代價造成人身傷害也不後悔的學者。例如一九四九年，諾貝爾生理及醫學獎得主、葡萄牙神經外科醫師莫尼茲（António Egas Moniz），因為看到黑猩猩的實驗結果，就將殘忍的「前額葉切除術」（Pre-frontal lobotomy）用在當時無法治療的精神疾病患者身上，造成全世界的醫師群起仿效，使得數十萬患者承受痛苦的下場，一輩子承受治療帶來的反應遲鈍、智力衰退等後遺症，如同活死人一般，連帶也讓家屬受苦。雖然有人大聲疾呼，要諾貝爾獎評審委員會撤除莫尼茲的獎項，但不願承認錯誤的委員會還是認為他的成就有其時空因素，肯定他發現「前額葉切除術」對特定精神疾病有治療效果。

我們也不要忘了那些機會主義者，利用醫療新發現的名義去詐騙民眾，例如治療「歇斯底里」的紫光棒、可以治病的電波發射器，以及使用動物的腸胃道結石當成萬用的解毒劑等，在在顯示有些瘋子的腦袋很清楚。

而我口中是英雄也是瘋子的人，像是英國維多利亞時代的醫師林斯頓（Robert Liston），在當時被認為是深具技術與愛心的外科醫師。他可以在九十秒內完成截肢手術、在四分鐘內切除患者四十五磅的睪丸腫瘤，可是也由於他的「瘋狂快刀」，在手術過程中造成旁觀者與助手命喪黃泉。又如澳洲雪梨消化疾病中心的醫師柏洛迪（Tom Borody），以健康人類糞便做了幾千次的糞便移植（Fecal Transplantation），治癒讓醫師束手無策的「偽膜性大腸炎」（PseudomembraneColitis），甚至將此療法擴及惱人的腸躁症（Irritable Bowel Syndrome）。

醫學史料中，有這麼多光怪陸離的故事，我不禁懷疑起自己，是否也有英雄及瘋子這兩種性格，我除了有「能解除患者病痛」的英雄思維，還孜孜不倦、犧牲假日與休息的時間，完成醫學史科普書，分享不為人知的史料，並加入很多自己的行醫經驗。

我希望讀到本書的人，慶幸活在現在，能珍惜目前的醫學資源。現在，就請您翻開書本嘗鮮吧！

chapter one

1 撼動人心的現場

chapter two

2 天馬行空的發想

chapter three

3

怪奇的治療工具與方法

chapter four

4 瘋狂的疾病研究

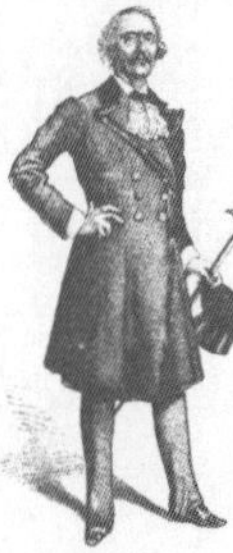

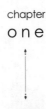

chapter one

1

撼動人心的現場

人皮裝幀書

——西方人如何利用大體

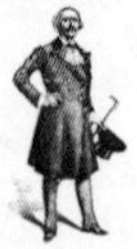

相信每位醫師對於行醫生涯第一次經手或是少見的病例，都會有特別「珍藏」的方式：例如做成個案在醫學會議中報告；或是引經據典，整理好之後，投稿於專業期刊等。我也不例外，身為外科醫師，我為處理過的所有手術紀錄留下副本，藉以提醒自己減少手術中的失誤，創造患者最大的福利。

我的作法不是特例，收藏自己在行醫過程中的紀錄，大概是人之常情，但以下談到某些醫師的收藏嗜好，就令人不敢恭維。

故事開始在一八六八年七月十五日，二十八歲的年輕女性，名叫瑪莉·萊奇（Mary Lych）住進了費城一家救濟院，也就是後來的費城總院（Philadelphia General Hospital），原因是罹患了當時流行的肺結核。

萊奇的主治醫師是威廉·博茨福德（William Botsford），一位二十四歲的年輕醫師，去年剛從傑弗遜醫學院（Jefferson Medical College）畢業，而另一位照顧她的醫師是二十三歲的約翰·斯托克頓·霍夫

（John Stockton Hough），資歷更淺，幾個月前才從費城某醫學院畢業。

萊奇住進醫院時狀況不是很好，不僅斷斷續續地發燒，身子也比較虛弱，家屬為了幫她補充營養，帶來一些豬肉及香腸製品，希望她食用後能儘快恢復，不過這些東西變成了她的「催命符」。

一八六九年一月十六日，在醫院住了半年左右的萊奇，不堪病魔摧殘而逝世。身體瘦弱的她，死時身高雖有五呎二吋（約一百五十七公分），但是體重只有六十磅（約二十七公斤），看得出肺結核如何慢慢地蹂躪著她。

這樣如「紙片人」的樣子激起霍夫醫師的興趣，於是他對萊奇的遺體做了仔細的解剖，真的有了意想不到的發現。

他在萊奇體內發現了一些鈣化的囊包，證實她也遭受「旋毛蟲」（Trichinella spiralis）的感染，解釋了她在死時不只有肺結核造成的營養不良，旋毛蟲也貢獻了一部分原因。霍夫醫師將萊奇死後解剖的病因生理學發現，投稿於《美國醫學科學雜誌》（*American Journal of Medical Science*），同年四月被刊登出來。

旋毛蟲是線蟲動物門毛形科的一種寄生蟲，幾乎全世界都看得到牠的足跡，可以寄生於囓齒類動物，例如豬、熊的身上，進而進入人體，也因為牠常藏身於生豬肉中，因而被暱稱為「豬肉蟲」。其幼蟲寄生於動物的橫紋肌中，成蟲可以寄生於宿主的腸道。其生活史通常如下：宿主吞食含有活旋毛蟲囊包的肉，數小時之後，幼蟲在小腸中自囊中逸出，侵入腸黏膜，二十四小時後又回到腸腔，二日內發育到性成熟階段。經過交配，雄蟲大多由腸道排出，雌蟲則繼續成長，鑽入腸黏膜淋巴結。五天之後，雌蟲開始產出幼蟲，壽命在宿主體內可達兩個月。

幼蟲可以經由淋巴管、血管進入體循環，散布到全身，在宿主的橫紋肌肉裡長大。由於蟲體刺激身體反應產生囊包，而幼蟲可在此囊包內發育，在七至八週後成熟。受到感染的人類會有發冷、發熱、頭痛以及肌肉痠痛的現象，因此不易與其他感染區分清楚。

萊奇體內有旋毛蟲，應該是家人送來的生豬肉製品惹的禍。旋毛蟲目前沒有自地球絕跡，國際上仍偶有零星傳染出現，只要是可以食用豬肉的國家，在不注意烹調的因素下，都有病例發生。

萊奇死後葬於費城總院的慈善墓地上，但確切日期及其他有關葬禮的情形並沒有出現在歷史檔案中。直到一八八七年，也就是她死後近二十年左右，大家才知道她的遺體除了被解剖，又受到另一種不尋常的待遇。

原來霍克醫師喜歡收藏線裝書，手上有很多相關的醫學典籍。在他死後，這些難得的收藏都被捐給費城的圖書館。其中有三本十六世紀到十七世紀有關女性生殖、健康、疾病診斷的教科書封底，他敘述了如何保存這些書的美觀及完整。

原來在一八八七年六月，霍夫醫師利用自己保存了二十年，也就是當初解剖萊奇之後剝下來的部分皮膚，鞣製成皮革，將上述三本書重新裝幀，使它們到今日依然保持得相當完整。

霍克醫師雖然以 Mary. L. 隱匿了萊奇的全名，但是依據封底敘述的皮膚擁有者的病情，再對照費城市政府的舊檔案，歷史學家查出了這是誰的皮膚。

看完上述的故事，可能有些讀者覺得很可怕，或許也認為霍夫醫師很殘忍，甚至變態，但這樣的行為在當時是稀鬆平常的，與我蒐集自己每次手術的副本一樣。

這樣的書稱為「人皮裝幀書」（Anthropodermic bibliopegy），意即用人類的皮膚做為書的封面。此習俗從中古世紀歐洲就已經開始，許多十九世紀的醫師喜歡用這種方法來包裝自己收藏的教科書，甚至自己的著作。例如美國醫師約瑟夫．萊迪（Joseph Leidy），這位在費城執教四十年的人體解剖學外科醫師，在一八六一年出版了一本教科書《基礎人體解剖專著》（*An Elementary Treatise on Human Anatomy*），就是利用某位在南北戰爭中死亡的不知名戰士的皮膚包裝。

再說說其他領域的人皮裝幀書，例如法國十九世紀有名的天文學家卡米伊．弗拉馬利翁（Camille Flammarion），收到一位女性愛慕者捐贈的皮膚，他用來裝幀《天空的世界》（*Les terres du ciel*）這本書。而哈佛圖書館有一本十七世紀的西班牙法律書，其書皮由一位名為喬納斯．賴特（Jonas Wright）的人所提供。據使用他皮膚的朋友在封底所言，他不幸在非洲的 Wavuma 部落（在今日的辛巴威）被活活剝皮而死。

世界著名圖書館目前大概有近百本用人皮裝幀而保存下來的書籍，每本書的故事都很有可看性，其中我覺得最有趣的是一八三七年出版的一本人物傳記，主角是當時有名的江洋大盜詹姆斯．艾倫（James Allen，化名 George Walton）。他在死前口述了自己的一生，完成了這本書，並交代用自己的皮膚來裝幀。根據艾倫的遺願，這本書送給了約翰．芬諾（John Fenno），用以表彰對他的尊敬，因為他不畏艾倫的搶劫，奮勇抵抗，受到槍傷，但警方也因此才逮捕逍遙法外多時的艾倫。

從以上的故事看來，西方世界對生死議題似乎比我們開放一些，人皮可以用於裝幀書，再加上以前我寫過的「木乃伊入藥」、「死人的脂肪可以治痛風」、「被砍頭的囚犯的血，沾麵包吃能治病」等，雖然很多方法都是迷信，甚至噁心，但證明了西方人對大體還抱有利用其「剩餘價值」的想法，您說是吧！

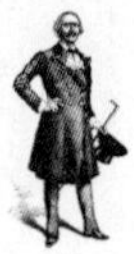

水蛭蒐集人

——過勞的醫療相關工作者

二〇一六年七月，衛福部健保署署長李伯璋醫師公布了全臺各大醫院的「護病比」數據——指一名護理人員照顧多少病患的比例，現行的「醫院評鑑制度」規定醫學中心的護病比為一比九，白天班為一比七，區域醫院不得超過一比十二，地區醫院不得超過一比十五。

根據這份健保署的資料，不符合上述「護病比」的情形十分嚴重，尤其程度較嚴重的前面五名並非一般中小型醫院，而是醫學中心，所以資料一推出，狠狠地給了這個行之有年的制度一個重重的耳光。

更有記者報導，多家醫院的護理人員爆料，真正的情況比公布的數據更難看，因為這只是檯面上的資料，檯面下則有不為人知的造假，如果真的追究起來，違規醫院的數量一定更多。

護理人員是醫院裡最常被歸類為「血汗工作者」的一群人，原本以為納入勞基法後，情況可能會好一些，但是李伯璋署長公布的資料卻讓我倒抽一口涼氣，情況不只沒有改善，連偽數據都無法符合規定，根本無視政府想改革護理人員工作環境的政策——依此標準來看，醫師要納入勞基法保護的範疇，可能遙遙無期。因為醫師的收入更高，而且執業的地方過於集中，更有施行上的困難。

看到護理人員還在為了脫離過勞工作的職場而奮戰，我心中的感觸很多。不過講到血汗工作者，在醫療史上，今日的護理人員可能還不算血汗。如果要我提供一個血汗工作的代表，一定是西方十八世紀到十九世紀最辛苦的——水蛭蒐集人（Leech collector）。

為什麼「水蛭蒐集人」是醫療史上最血汗的工作呢？那會和「放血」治療扯上關係，因為在十七世紀到十九世紀，放血治療在西方醫學界達到高峰。有時候用柳葉刀放血，達不到醫師要求的速度，而且過多傷口在放血後還要止血，過於費時，於是開始利用水蛭放血，不只省時、省力，而且不須緊盯實施的過程，因此使水蛭逐漸成為醫師們喜愛的放血工具。且看我提出十九世紀一位受傷士兵的治療過程，你就知道水蛭受重用的程度。

一八二四年七月十三日晚上九點，一位二十一歲的法國砲兵團士官受傷，被送到野戰醫院。他和敵軍肉搏戰時，被刀刺傷胸膛及右頸，根據紀錄，當時右頸血如泉湧，他沒多久就倒在血泊中。

他被送到醫院時，血就停了，因為同袍在他受傷當下，用力壓迫了右頸的傷口，而且在送達時被擺放成「頭高腳低」的姿勢。隨後，他的手臂被劃開，接受約五六〇毫升的放血治療。在他的主治醫師德爾佩其（Jacques Mathieu Delpech）還未到達之前，半夜一點和三點又被放血共約三三六毫升。

恐怖的是，德爾佩其醫師在隔日上午七點鐘到達，檢視這位患者，在接下來的十四小時內，患者又被放了六次血，每次大約二八〇毫升不等。根據以上記載推估，不到二十四小時內，總共放血超過二．五公升，以一位正常的男性來看，大約身上一半的血被放掉了，還不包括他在戰場上流失的血。

但是折磨並沒有就此停止，三天後醫師又替病人放血五〇〇毫升，而且每兩天重複一次。由於傷口發炎腫脹未改善，德爾佩其醫師在兩個星期後指示，放十二隻水蛭在病人傷口上吸血，之後不斷追加，在一天內用了超過四十隻水蛭。

患者終於在十月三日出院，據德爾佩其醫師的日誌，在住院兩個月期間，光是利用水蛭所放的血就高達近五公升，也就是一個普通男性全身的血量。

德爾佩其醫師很高興將治療經驗分享在醫學期刊上，不過他自豪的不是放血或利用水蛭吸血，而是他在患者住院期間利用大量毛地黃（Digitalis）來做鎮定劑，在他之前沒有人報告過大量使用的結果。

看了上述的案例，你應該明瞭在十八世紀到十九世紀間有多盛行「放血」治療，連帶使水蛭的用量暴增，據估計在一八三〇年到一八四〇年間，法國一年要用掉六千萬隻水蛭。於是，為了獲得更多水蛭，才有所謂的「水蛭蒐集人」誕生。

這些人通常用土法煉鋼的方式在池塘或河邊抓水蛭，先在自己的腳上切一些小傷口，然後直接浸泡到水裡等水蛭上門，聽說厲害的人，一天可以抓到兩千隻以上的水蛭。

這份工作當然十分辛苦勞累，賺的是皮肉錢，收入並不特別好，必須跋山涉水去找尋新鮮的水蛭，除了四處奔波之外，據紀錄顯示，不少人因此貧血，甚至感染身亡。

一八〇二年，英國浪漫派詩人華茲華斯（William Wordsworth）遇見一位水蛭蒐集人，和他談話之後，便將其際遇寫成詩作，發表於一八〇七年出版的《解決與獨立》（*Resolution and Independence*），用詩刻劃出那位又老又窮的水蛭蒐集人：

他說，去了那些水域為了蒐集水蛭，變得老又窮困，
這是個有害以及令人厭煩的差事，
而且必須有堅忍的意志，
在每個池塘及荒野中漫遊和停泊，
能有個遮風避雨的地方休息是上帝的恩賜，

不管是選擇或靠機會，
他利用這種方法維持實在的收穫。

據後世的文評家解讀，詩人以此作品自比於水蛭蒐集人的艱苦生活，都必須靠努力才有收穫。而且由於水蛭數量銳減，華茲華斯又在同一本詩集中，據此寫了另一首詩：

他微笑而且反覆說著，
為了蒐集水蛭，要走到更遠更野外之地，
他旅行著，最後把腳放在水池裡打轉，
就在他駐足的水邊，這裡曾經到處都有水蛭，但是已逐漸消失，
他依然努力尋找，結果發現只有自己孤單的存在。

十九世紀中葉之後，由於水蛭需求量太大，有不少國家（例如法國、英國、德國）的水蛭瀕臨絕種，野外採得的機會很少，於是便出現所謂的「水蛭農場」（Leech Farm）。為了餵養這些醫療上的寵兒，農場的水池裡會放入運輸業淘汰的老馬，期望水蛭吸這些馬匹的血而快快長大。據史料記載，德國在巔峰時期，

一年可以外銷數千萬隻水蛭到其他歐洲國家。十九世紀末，英國已經沒有野生水蛭，有科學家認為牠們在英國絕種了，放血療法在西方醫學界也漸漸式微，直到一九七〇年又發現牠們的蹤跡，不過水蛭蒐集人的行業早就被淘汰了。

和水蛭蒐集人相比，今日的護理人員還不是最血汗的工作者。但我的心中還是很感傷，我們的醫療系統什麼時候能給予他們及醫師更合理的工作條件？否則醫療從業人員就好比水蛭蒐集人，捨身於健保制度不合理的工作池裡供人吸血，或像水蛭農場裡行將就木的老馬，將被水蛭吸血到氣力放盡而倒下！

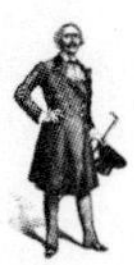

杜鵑窩的悲歌

——前額葉切除術

在英國脫歐公投（Brexit）前的口舌論戰裡，當時掌管英國政府環境部的大臣特魯斯（Liz Truss）在英國《太陽報》（*The Sun*）投書，批評那些支持脫歐、認為可以使經濟脫離低迷成長的人住在「雲裡杜鵑地」（Cloud cuckoo land）——意即這些人脫離現實，思維和社會脫節。

用「杜鵑」做形容詞，似乎不太瞭解這個在鳥類世界裡聲名欠佳的寄生蟲。這麼說是因為杜鵑鳥媽媽不會安分守己地築巢、孵蛋，反而把蛋下在別的鳥巢裡，讓自己的寶寶混進別人家，靠另外一隻鳥媽媽養大。用動物世界的語言來說，杜鵑可能是最「奸巧」的鳥類。

我剛開始以為用「雲裡杜鵑地」來形容人脫離現實，有些牛頭不對馬嘴，但是知道它的典故後，卻覺得這麼做恰如其分，甚至可以用於鋪陳接下來講的故事。

「雲裡杜鵑地」是希臘的劇作家亞里斯多分尼茲

（Aristophanes）在其作品《鳥》（*The Birds*）中所創造的新字眼。這齣在西元前四一四年首演的荒謬劇，其中人物皮喜泰（Pisthetairos，原意為「懷抱希望」），及尤爾丕（Euelpides，原意為「言似真」），受夠了雅典的烏煙瘴氣，決定要在天空建造一座理想的城市。

對於這個計畫，天空的原住民「鳥類」起初充滿懷疑和戒心，考慮之後同意協助這兩位夢想家。首要之務是替這個新城市命名，皮喜泰靈機一動，說出「雲裡杜鵑地」，這個未來空中城堡的別名，因此誕生。

可惜這個世外桃源經不起時間及人性的磨損，生活品質不斷地下降，所有雅典人避之唯恐不及的敗類，例如乞丐似的詩人、占星家、線民等，絡繹不絕地走後門移民到這裡，使得這個偉大的事業以失敗告終。

不是只有特魯斯用「住在雲裡杜鵑地」來批評對手，以凸顯自己的理智。例如英國前首相柴契爾夫人（Margaret Thatcher），也曾經用它來形容歐洲共同體的領導人，以及相信曼德拉（Nelson Rolihlahla Mandela）可以領導南非的人；美國前眾議院院長金凱瑞（Newt Gingrich）也曾說美國總統歐巴馬（Barack Obama）的綠能政策是「雲裡杜鵑地」。

讀者們知道這個典故之後，相信對精神病療養院為什麼叫「杜鵑窩」（cuckoo's nest），就不覺得奇怪了。它的來源出自一九六二年美國作家克西（Ken Kesey）的小說《飛越杜鵑窩》（*One Flew Over the Cuckoo's Nest*）——描述一則發生在精神病療養院中的故事，發人深思。

我沒有考據克西為何選用「杜鵑窩」做為精神病療養院的象徵，但是知道上述「雲裡杜鵑地」的典故之後，我深信他認為精神病患活在自己想像的世界裡，好比自認理智的人批評別人住在「雲裡杜鵑地」那般不切實際。因為精神病患者在正常的社會裡，被「公認」和現實的環境脫節。

我沒看過《飛越杜鵑窩》的小說，但看過一九七五年由佛曼（Milos Forman）執導、傑克·尼克遜（Jack Nicholson）領銜主演的同名電影，而且被電影的象徵性手法所震撼，尤其還用了充滿爭議性的醫療方法做為藍本。

劇中尼克遜飾演的莫非（Murphy），不知是受不了監獄的枯燥與不自由，還是真的精神狀況有問題，所以被送到精神病療養院，接受觀察與治療。他的行為在護理長與醫師的眼中，相當不受控制，曾經一度被懷疑根本沒有精神疾病，因此要求他離院、返回監獄，但是被莫非拒絕而作罷。

沒有想到莫非在受到院方警告之後，行為並沒有改善，反而變本加厲，計畫了一次夜裡的狂歡派對，藉此想逃出醫院，可惜卻因為喝醉酒而功敗垂成。

這個一派對把醫院搞得雞飛狗跳，挑戰了醫護人員的底線，視莫非為極度危險人物，因此讓他接受了當時最流行的治療——針對無法控制的精神病患者，施予的「前額葉切除術」（Pre-frontal lobotomy）。

莫非被視為荒誕不經、難以控制的行為，在接受上述的手術之後，整個人變得呆滯、冷漠，甚至認不出同醫院的病友。

劇中最後一幕著實令人動容，一直受到莫非啟發，原本裝聾作啞、綽號叫「酋長」的印地安人病友，不忍看到他以那種宛如「活死人」的狀態留在院內，於是用枕頭悶死他，最後以他之前建議的方法，打破窗戶逃離了「杜鵑窩」，算是完成了他的心願。

電影中的精神病患很難逃出醫院，但是如果完全放棄這個機會，實現夢想的機率就只有零。莫非代表的是挑戰權威、想擁有「自由意志」的個體，他也不斷地說服周遭病人表現自由意志，這樣的行徑被視為失控，使得當權者最後用手術剝奪他的「自由意志」。

不懂醫療的人看到這部電影會覺得很吃驚，但是瞭解莫非所接受的「前額葉切除術」，可能會更震撼。推廣它的葡萄牙神經外科醫師莫尼茲（António Egas Moniz）因此得到一九四九年的「諾貝爾生理及醫學獎」，造成使用此手術替精神疾病患者治療的風潮。不過他從獲獎隔年迄今仍爭議不斷，一直有人要求撤回他的獎項，諾貝爾獎評審委員會為此遭受了很大的壓力。

為何莫尼茲會發明如此殘忍的手術？雖然他沒有出自傳，但是依據同事的口述，他是在一九三五年參加倫敦神經醫學會時得到啟發。當時他聽了美國耶魯大學兩位神經學專家富頓（John Fulton）及雅各布森（Carlyle Jacobsen）的演講，報告了一對黑猩猩貝奇（Becky）及露西（Lucy）的實驗結果。

這兩隻原本活潑好動的黑猩猩接受前額葉切除術後，有了行為上的改變。富頓認為這是種「幸福的切割」（happiness cut），猩猩變得溫馴很多。

富頓回憶莫尼茲當時問他「是否可以將此手術擴展至人類」，他不敢正面給予回應，只回答說手術太過可怕，必須三思而後行。

其實在那個時候，醫學研究已經大抵知道大腦額葉和人類的情緒有關，而且重要性不若其他腦內的部位。所以即便沒看到富頓及雅各布森的實驗，我想莫尼茲一定也會大膽嘗試。

會議結束，回國的莫尼茲在幾個月後，就替六個精神病患者施行「前額葉切除術」，其中包括精神分裂症、重度恐慌及重度憂鬱的病人，其方法是在頭顱側面開兩個小洞，用酒精大量注射前額葉，毀損該處功能。隔年他宣布成果，二十個患者中有三分之一的人明顯改善，三分之一有改善，其餘的效果則不明顯。

上述的結果對當時令醫療單位覺得藥石罔效的精神病患者，可說是一線曙光，全球醫師群起效仿，有幾十萬患者接受了這項手術。可惜之後併發症報告頻傳，包括智力衰退、反應遲鈍等，像是電影中的莫非一樣。

但諾貝爾獎評審委員會無視如此正、反兩面的激烈辯論，還是在一九四九年給予莫尼茲獎項，以表彰他發現「前額葉切除術」對特定精神疾病的治療效果。五〇年代，蘇聯率先公布廢止此項殘忍手術，其他國家陸續跟進，到了七〇年代，治療精神病患者的藥物有長足進步，全世界才全面中止此一爭議性手術。但悲劇已經造成，數十萬計的病患及家屬陷入愁雲慘霧，有人如行屍走肉般地過完一生，帶給自己以及家人無限懊悔。

至於莫尼茲呢？或許是報應，他無法參加諾貝爾獎頒獎典禮發表演說，原因是那年稍早，他被自己的患者開了四槍。諷刺的是，此人沒有做「前額葉切除術」，該說他是意識清楚，認清莫尼茲的真面目？還是活在自己的世界裡，不受控制，莫尼茲還來不及替他動手術呢？

我很不認同莫尼茲，也贊成撤回他的獎座，雖然在法律層面上不符合「不溯及既往」的原則，但是卻可以批判他帶領全世界醫師盲目傷害病人的錯誤作法，算是遲來的正義。

看完這則故事，你是否和我一樣，有些混淆，究竟是被認為與現實脫節的精神病患住在「雲裡杜鵑地」，還是那些自以為是的偉大醫師們呢？

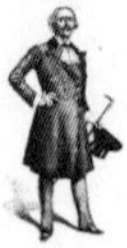

活摘器官

——死刑犯的器官捐贈

看到公車上「器官捐贈」的勸募廣告，主角是「器官捐贈中心」董事長李伯璋醫師（現在已經升任健保署署長），和再次穿上醫師服的臺北市長柯文哲，我多年前的經歷又浮上心頭。那次血淋淋的經驗，在我心中留下十分震撼的回憶。事件的主角是被公認為泯滅良心、十惡不赦，殺雙親百餘刀的林建岳。

當他獲知被判處死刑，爽快地答應在槍決後捐贈器官，將身上有用的器官，例如心、肺、肝、腎、眼角膜等全部捐贈，以造福許多為病魔所苦的患者。他被槍決的那一天，我臨時被通知前往北部某家醫學中心摘取心臟，要替我醫院一位靠著體外維生器材、命在旦夕的心臟衰竭病患做器官移植，點燃他重生的希望。

我雖然已經有多次替死刑犯做「器官摘取」的經驗，不過那天是第一次踏入那家醫學中心的開刀房，那裡有超過一百間手術室，號稱全臺灣最大。

我以為會在醫院的手術室裡迷路，所以趕快詢問一位迎面而來的護理人員，向她表示我是其他醫院的「器官移植小組」成員。她的答案十分簡單：「跟著地上還未完全清洗乾淨的血跡走，自然可以找到那位林先生所在的手術室。」

那位護理人員所言不假，我依循著血跡，很快就到了林先生所在的手術室。眼前的景象確實駭人——手術檯旁，有多位工作人員正在搶時間消毒、鋪單，而麻醉科醫師準備了好幾條靜脈輸液管路，正努力輸血，可以想見林先生此時的生命徵象極端不穩，隨時會死亡。由於還沒有輪到我上場，我偷偷瞄了手術檯上的林先生，他的頭被一團團彈性繃帶壓迫著，腫得如西瓜一般大，裡面的紗布不斷滲出血來，汩汩滴到手術檯下。

我問了正在寫紀錄的流動護士，她嘆了長長一口氣，說今天陪在林先生槍決刑場上的外科醫師是個菜鳥，才造成如此慌亂的場面。

聽她這麼一說，我可以想像為何林先生會被搞得這般血肉模糊。對同意捐贈器官的死刑犯行刑時，會捨棄直接射擊心臟部位的傳統方法，轉而象徵性地在他的太陽穴上開一槍。死刑犯通常先被打上點滴，由醫師插管，進入深層麻醉中，所以表面上沒有任何痛苦，只不過打了太陽穴那一槍後，在場的醫師必須立刻處置，否則後果不堪設想。

子彈射出後，有經驗的臨場醫師會立刻將手指伸進太陽穴的彈孔，壓迫止血，等情況稍微緩和，再用很多紗條塞住彈孔，並以彈性綳帶由頭部外壓迫這些塞緊彈孔的棉條。等出血沒那麼厲害，死刑犯將被救護車送到責任醫院，摘取器官。但林先生那天遇到的大概是不敢將手指插進彈孔的菜鳥醫師，以至於錯失止血先機，最後只能用大把紗布壓住他的太陽穴，再以彈性綳帶由外用力壓迫，所以他送到醫院時才會如此驚心動魄，讓大家手忙腳亂，差點無法做「器官捐贈」。

敘述這段血淋淋的往事是想提醒讀者，為什麼「世界人權組織」與歐美醫界那麼反對死刑犯的「器官捐贈」，甚至拒絕將捐贈人數列入醫學期刊的研究，我想從剛剛的故事，你們一定可以體會：「這不是活摘器官，那什麼是活摘器官？」

曾有一名死刑犯執行頭部槍決後，在一九九一年四月十五日清晨被送到臺北榮民總醫院手術室，準備摘取器官，接著做移植手術。然而該死刑犯竟然仍有自行呼吸的能力，榮總醫師判定他還活著，不能執行「器官移植」，所以他被送回監獄刑場，執行第二次槍決。這個案例凸顯出一個問題——捐贈器官的死刑犯在刑場中的「死亡判定」非常草率，可以說根本沒有判定，因為刑場上沒有精密醫療儀器可供法醫判定「腦死」。

在腦死的狀況下才能實施「器官捐贈」，這應該是普世的看法，當捐贈者被視為「等同死亡」，才可以做為器官移植的「供體」（Donor）。而臺灣的司法單位因為器官來源短缺，在政府主導下，替從事器官移植的醫師大開方便之門，讓死刑犯可以在其「自主意願」下，於槍決後捐出器官。這種作法似乎將中國傳統的「報應」與「贖罪」觀念聯繫起來——一個被法律判定為十惡不赦、天理不容之人，若良心未泯，捐贈器官應該是被廣為接受的「贖罪」行為吧！

至於歐美社會為何如此排斥死刑犯捐贈器官，與其野蠻的歷史有關。十四世紀末，教皇解開了自希臘城邦時代以降、一千多年以來，禁止解剖人體的律令。死刑犯首當其衝，成為上述觀念解放下的「祭品」。為了宣傳「造物主萬能」和「以牙還牙，以眼還眼」的觀念，被絞死的犯人，其遺體接受公開解剖變成是理所當然的事。幾百年下來，荷蘭、法國、英國、德國，甚至之後的美國，死刑犯的大體解剖變成娛樂事業，外科醫師有特權可以辦理上述「解剖秀」，解剖後還配合高檔飲食與餘興節目，使整個活動不只是風尚，更能賺錢，直到二十世紀初才停止。為了擺脫野蠻歷史，所以歐美社會對死刑犯的捐贈器官，非常感冒。

我們當然不能忘記「生吞活剝式」的器官摘取，是死刑犯「器官捐贈」一直被人詬病的地方，因為這和他死前的自由意志一點關係也沒有！

現在的臺灣也終於將死刑犯排除在「器官捐贈候選人」之外，免於被歸入「野蠻國家」及「不注重人權的國家」。雖然有些從事器官移植的醫師覺得惋惜，但我一點也不這麼想，除了不相信死刑犯可以促進「器官移植」的風氣，更不相信這是贖罪的行為。如果這種概念是對的，又何必事先徵求死刑犯的同意呢？

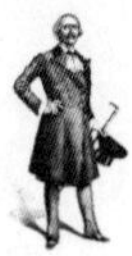

海明威之死
——電痙攣治療的爭議

一九六一年七月二日，美國著名的一代文豪海明威（Ernest Miller Hemingway）在愛達荷州自家的地下室裡，和他的父親一樣，用自殺結束生命。他的妻子聽到槍聲後前去查看，發現他已經面目全非，只剩下嘴巴、下巴是完整的。法醫最後認定這是「擦傷走火」，法庭也裁定沒有人需要對整起事件負責，於是海明威才得以用天主教儀式埋葬。

有些人認為海明威有家族精神疾病的病史，除了他的父親以外，其兄弟姊妹，甚至他的孫女瑪歌·海明威（Margaux Hemingway）也是自殺身亡。

根據紀錄，海明威一生常常爛醉如泥，他的自殺，酒精發揮了一定的影響；不過崇拜他的人更相信一種說法——在完成《老人與海》（*The Old Man and the Sea*）之後，海明威因為自視甚高，而後無法達到相同的寫作水準，所以陷入嚴重絕望，才用雙管獵槍結束生命。

還有一個原因，就是他在自殺前曾經接受二十次左右的電痙攣治療（Electroconvulsive therapy，簡稱ＥＣＴ）。這個治療雖然減輕了一些症狀，但海明威也因此喪失了很多美好的記憶。他對此治療下了這樣的註解：「它是個了不起的治療，但我們也失去這個病人。」意即他已經忘了自己的許多事。

有人解讀這是他自殺前的警語，顯示當時被認為對憂鬱症有效的電痙攣治療失敗了。不過沒有醫師敢斬釘截鐵地做出評論，因為海明威是享譽國際的大文豪，任何評論都會動見觀瞻，更重要的原因是醫師根本也搞不清楚電痙攣治療「真正」能治療精神疾病的基本道理。

電痙攣治療為何成為精神疾病的治療方法？

義大利神經精神科學家賽利地（Ugo Cerletti）被公認是現代電痙攣治療之父，他和同事畢尼（Lucio Bini）發展出以電擊製造人類「癲癇」（Seizure）的結果，進而治療當時醫師還束手無策的精神疾病。

兩人的想法啟發自屠宰場，因為要使用比較人道的宰殺方式，當時屠夫都先利用電擊棒讓豬隻昏厥，再切開氣管及大動脈，使其死亡，減少牠們垂死掙扎的痛苦。

賽利地發現豬隻在接受電擊後，會有如同人類癲癇發作的症狀，於是起心動念，和同事畢尼設計出對人類有相同作用的設備（但電擊力道較安全）。你一定覺得很恐怖，兩人竟然用如此殘暴的方法對待精神疾病患者，但仔細追究其中原因，其實他們想出的方法還比較「人道」，用心似乎和屠夫相同。

一九三四年，有位匈牙利籍的神經精神專家邁都納（Ladislas Meduna）提出一個重要理論，認為「癲癇」和「精神分裂症」（Schizophrenia）是相互拮抗的疾病，只要引發癲癇就可以治療當時大家束手無策的精神分裂症。他一開始用樟腦油肌肉注射，最後找到了Metrozol這個藥物，以它製造患者的癲癇，也因此治癒或減輕他們的症狀。

一九三七年，在瑞典舉辦的第一屆世界痙攣療法年會，邁都納發表自己的臨床經驗，不到三年時間，此法即風行於全世界的精神學界。賽利地也受到了啟發，終於和同事找出使用電擊替代藥物的方式，而且發現這種方法更人道。因為電痙攣治療會讓患者有「逆行性失憶症」（Retrograde Amnesia），意即接受治療後會忘記之前發生的事情，也記不起被電擊的不愉快經驗，所以比藥物製造出的癲癇更具優勢。

可惜電痙攣治療並非治療精神疾病的萬靈丹，賽利地發現它的療效對憂鬱症患者比較明顯，只要能接受十到二十次療程，便可有效控制病情，雖然有其侷限性，但有鑑於使用的方便性，在四〇年代到六〇年代，電痙攣治療儼然成為治療精神疾病的流行方法。

我們現在已經知道精神分裂症和癲癇是不相干的病症，也沒有拮抗關係，因此用電擊治療精神疾病患者，根本是錯誤原理引出的治療。雖然目前還有人利用動物實驗研究，想解出其治病的機轉，但證據依然相當薄弱，沒有人可以確切解釋其原理。

好在六〇年代之後，許多藥物用於治療精神疾病，而且電痙攣治療出了不少併發症，慢慢降低了使用率。其中最有名的案例，莫過於一九五七年發生在英國患者柏樂姆（John Hector Bolam）的醫療糾紛案件。

柏樂姆有憂鬱症，他的主治醫師阿爾弗雷德（Alfred）認為電痙攣治療是相當好的方法。當時已經有人利用「肌肉舒緩劑」及「人工固定」兩種方式，配合電痙攣治療。前者在治療前先施打麻醉藥劑，避免患者在過程中亂動而受傷；後者不施打麻醉劑，直接將病患五花大綁。因為阿爾弗雷德服務的醫院曾經有八個病人因施打肌肉舒緩劑，在電痙攣治療後死亡，於是他僅對柏樂姆用人工固定方法。

不幸的是，柏樂姆在電痙攣治療之後造成髖骨脫臼與骨盆腔骨折，他一狀告上法院，請求賠償。後來雖然判決阿爾弗雷德及醫院不用賠償，但也促進「知情同意」（Inform consent）的法律要求——意即醫師治療前一定要善盡告知的義務，讓患者瞭解接受治療的種種面相，包含其好壞、併發症、做與不做的比較，最後要患者簽下同意書，才可以實施治療。

海明威的悲劇不只是自殺本身，而是醫師治療他時所相信的「治療原理」。他接受有「喪失記憶」副作用的治療，而且沒有達到預期的效果，我們因此損失了一位大文豪，更可能失去對醫療的信任，這也是醫師們不敢在他死後表態或評論的重要因素之一吧！

電痙攣治療目前還未退出精神疾病治療的範疇，中國甚至有醫師用來治療「網癮」（即戒不掉的電腦網路使用習慣），聽說成效還不錯，只是這通常是二線的療法，誠如一九八五年，美國國家心理衛生機構（National Institute of Mental Health）對電痙攣治療所做的結論：「電痙攣治療是歷來最受爭議的精神疾病治療方法，而且有不少副作用，它應該侷限於使用在特定範疇的嚴重精神疾病。」這段話值得我們深思。

細胞殘存記憶

——談器官移植

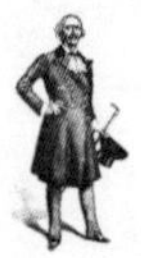

或許是國家政策過於保護，抑或是風俗民情不同，在臺灣接受「器官移植」的病患不僅鮮少露面，更遑論和西班牙一樣，在廣告中現身說法，鼓吹更多人支持「器官捐贈」。另外，有關移植之後，病患「身、心、靈變化」的討論更是少之又少。

美國雖不算是「器官移植」比率最高的國家，但相關病例數在世界上卻名列前茅，而且對這些病患，不只醫學方面的研究很普遍，連和治療無關的追蹤與探討也很多，其結果有時比小說還精采。

曾經有人做過訪查，在接受器官移植病患的身上發現了不少有趣的現象。其中有一半以上的病例，在手術之後發現自己的口味變了。例如，有人原先不是速食品的愛好者，但器官移植後，每次經過黃色M型商標的速食店面，就會忍不住走進去；也有人原先不甚喜歡辛辣或發酵食品，但之後卻喜歡得無法自拔。

林林總總的奇聞軼事，我覺得最有名的案例是在美國史丹佛大學附設醫院接受全世界第一例「心肺移植」的患者瑪麗．高爾克（Mary Gohlke）。她手術後進行復健時，醫院刻意安排電視臺訪問，當記者要她說出目前最想做的一件事，她竟然脫口而出：「我現在最想喝一口冰啤酒！」

高爾克自己也被這句「無心之言」嚇到，加上她不時在夢中看到一位年輕男孩的樣子，於是想找出在腦死後捐贈心、肺給她的人。在鍥而不捨的努力下，她順利找到了那位捐贈者的墓地，並和他的家屬變成了朋友——這位讓高爾克獲得重生的捐贈者，是一位因車禍而腦死的高中生，生前最喜歡喝冰啤酒。

有些醫師認為接受器官捐贈的病人，在手術後有口味與心性的改變，是因為「細胞殘存記憶」（Cell Memory），讓原先器官擁有者的種種，透過此一方法而傳到另一個人身上。

絕大多數的醫師，包括我在內，並不相信有這種現象，畢竟不是所有接受器官移植的患者都有上述的身、心、靈轉變，而那些有改變的人，其轉變更不見得和捐贈者相同。但高爾克並不認同大部分醫師的論點，她以克萊爾．西爾維亞（Claire Sylvia）為筆名，將自己的故事寫成小說《換心》（*A Change of Heart*），而且蒐集了許多「細胞記憶」的故事，其中，我最有感覺的是以下一對美國夫妻的案例。

這對美國夫婦在大雨滂沱的高速公路上趕路，不過兩人卻因為某些事情而冷戰著，一路上只聽見雨刷快速撥著雨水的聲音。很不幸的，這對夫婦因為車禍被送進醫院，擔任駕駛的丈夫因為傷重造成腦死，而全身多處骨折的妻子則幸運存活。她在身體極度痛苦之際，勇敢地將丈夫的心臟捐贈出去，以救活一位因為心臟衰竭而瀕死的病患。

半年後，妻子在醫療人員的努力救治之下，完全康復，可是她的心中卻一直放不下一件事——覺得沒有好好向丈夫道別。於是，轉而求助向她勸募器官捐贈的社工人員，希望他能找到那位受贈者，她想對他身上、曾經是丈夫的心臟，說聲再見。社工覺得相當為難，因為在美國醫療體系裡，器官捐贈者的家屬和受贈者是不可以直接見面的，但他拗不過那位妻子的請求，於是打破慣例和受贈者聯絡，不過他也先言明，對方是可以拒絕的。想不到那位受贈者竟然毫不考慮就答應了。

約定見面的那天下午，受贈者不知什麼原因遲到了，忐忑不安的社工在漫長的等待下有些心虛，提醒那位妻子「受贈者是可以不用來的」，而且還建議她打退堂鼓。

「不用，我的丈夫快到了，我可以感覺得到！」果真在幾分鐘後，受贈者推門走了進來，讓社工著實嚇了一大跳。

受贈者是一位高中生，雖然和那位妻子初次見面，彼此卻有說不出的親切感，兩人很快就熱絡地交談著，彷彿是家人一般。那位妻子的願望終於達成，她輕撫著受贈者的胸口和丈夫的心臟道別：「寶貝，我對不起你，沒有親口和你說聲再見。」

這樣舉動讓受贈者感到十分舒暢，因為他接受完心臟移植這半年來，始終覺得心頭有千斤重擔，即使檢查數據都顯示心臟功能良好，但是他一直感到鬱悶難以抒發，如今卻在這樣的觸摸下完全恢復。

最後兩人依依不捨地道別，臨行前那位高中生說出了疑問：「為什麼這段時間，我一直聽到車子雨刷在擦窗戶的聲音？」

那位妻子聽到這樣的問題，眼淚不禁奪眶而出，把對丈夫的思念宣洩個夠。

讀者們對上述的故事會不會覺得毛骨悚然，認為它是長久以來科學界無法解釋的「靈魂出竅」？或是「心電感應」？如同我前面所說，支持細胞有原先主人殘留記憶的人，一定認為這是最好的證據。

我不是不相信這些無法解釋的事情，而是因為不知其存在的道理，而不附和。總之，不管是「細胞記憶」也好，或是「怪力亂神」也罷，都只是說故事的材料，你相信也好，不信更好，畢竟這些神祕而不可解的事，早晚會水落石出，只不過到那時候，我們都不在世上了。

九十秒完成的截肢手術

——瘋狂快刀醫師

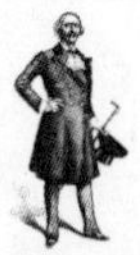

朋友看了美國影集《紐約醫情》（*The Knick*）裡的場景，驚訝地說不出話來。男主角克里夫·歐文（Clive Owen）替產婦做剖腹手術時，不斷要求自己在一百秒內完成工作，一陣慌亂中，他無法在助手幫忙下控制出血，最後使患者死在手術檯上。我的朋友在不知道影集是否真實的情況下，詢問我相關意見。

我利用頻道看了幾次，同時在Google查了該影集的背景，之後打電話給朋友，告訴他這樣的情節不是導演譁眾取寵的手法，而是實事求是之後，拍攝出相當接近「史實」的醫學影集。電話那頭的朋友聽了只有苦笑，因為他看了相關網路報導得到的結論，與我說的一樣。

《紐約醫情》的背景是二十世紀初紐約的「尼克博客」（Knickerbocker），由當年以《性·謊言·錄影帶》（*Sex, Lies, and Videotape*）一片成名的金獎導演史蒂芬·索德柏（Steven Soderbergh）指導。這是他宣布不再拍攝電影之後，轉戰電視的第一部作品，結果因太多詳實、精細的手術場面，讓不少觀眾覺得血腥，甚至作嘔，一問世就引發熱烈討論。

據索德柏所言，他只是進行詳實的醫學研究，儘可能取得歷史資料，藉此凸顯百年前的醫療困境，希望觀眾能珍惜現在的醫療資源。男主角克里夫·歐文扮演的外科醫師約翰·柴可瑞（John Thackery），據說是以現代外科醫學之父威廉·霍斯德（William Halsted）為藍本。他所處的二十世紀初期，麻醉技術還不夠熟練，沒有高頻電刀提供外科醫師防止手術中出血，抗生素也還沒有發明，倫琴（Wilhelm Conrad Röntgen）才剛因神奇X光拿到諾貝爾物理獎。當時外科醫師可以依靠的工具有限，不得不在手術中儘量求快，避免過長的時間使得「出血過多」及「術後感染」的機會增加，造成患者死亡。

看到柴可瑞醫師逼迫自己成為一位「快刀手」的劇情，我身為一位心臟外科醫師，相當有感覺，即便現今麻醉技術進步，各種防止出血與精細的工具增加，但是心臟外科手術仍不能避免要求「beat the clock」，和時間賽跑，而且愈快愈好，避免「心肺機」在手術中使用過久，造成病患術後併發症（例如出血、中風、腸胃道出血、洗腎，甚至死亡）的風險增加。

如果看了《紐約醫情》使你覺得震撼，在十九世紀中期以前，還沒有使用乙醚（Ether）這種全身麻醉的時代，外科醫師可能會被當成瘋子。以下舉的例子，主角是英國維多利亞時代的著名外科醫師羅伯·林斯頓（Robert Liston）。

根據二十世紀著名的醫學史作者，同時也是醫師的理查·高登（Richard Gordon）替林斯頓所著的傳記，把他描述成一位有「瘋狂快刀」的外科醫師。林斯頓曾經替一位腳已經壞疽的患者做截肢手術，在過程中不小心傷了助手，結果術後沒多久，助手及病患接連死去；也曾因為揮刀動作過大，不小心弄傷在手術檯旁邊觀看的民眾，劃開了他的皮膚，使他因為過度驚嚇而跌倒喪命。

你可能覺得故事很誇張，但若能深入瞭解實情就不會覺得驚訝。在那個缺乏麻醉的時代，病患往往被餵了威士忌之後，就被綁在手術檯上，當手術刀劃下，大半患者會被嚇醒，外科醫師只得在病患的哀號聲中，儘快完成手術。

林斯頓的快刀究竟有多快呢？據高登的記錄，他大概九十秒就可以完成截肢手術；曾有一次花了兩分半鐘做截肢手術，還奉送切除睪丸；更誇張的一次手術，只花了四分鐘就將患者四十五磅重的睪丸腫瘤切除乾淨（術後還叫病患用推車將腫瘤一起帶走）。

高登的生花妙筆容易使讀者誤解林斯頓是很隨便的外科醫師，其實正好相反，他是位手腳俐落、善於創新的好醫師，而且用心照顧病患，甚至發明很多至今仍使用的器械。

他十六歲就去讀解剖學校，畢業後沒有多久就通過英國皇家外科醫師學會

（Royal College of Surgeons）的認證，成為外科醫師，由於技術不錯，他在愛丁堡醫學院謀得工作，但沒做什麼重要的事，只替教授盜屍五年，供解剖課使用。後來他到了愛丁堡皇家醫院（The Royal Infirmary of Edinburgh）擔任外科醫師，不過也只能當某些教授及醫師的「影子刀手」：辛苦幾年後，卻因為技術太好，被趕出醫院。他寫信向皇家外科醫師學會求助，但流言蜚語使得他四處碰壁，只能當私人醫師，直接去患者家裡做手術。

他最後終於在倫敦大學醫院（University College London Hospital）謀得職位，因為長年累積的經驗，替很多外科醫師不敢碰的患者開刀，而且兢兢業業於治療與照顧患者，最後得到眾人的尊敬，死後甚至被提議立下塑像，以茲紀念。

當你看到高登替他寫的傳記，可能對其中的故事感到好笑或害怕，如同今天我們看到《紐約醫情》的感覺。但我必須說，在林斯頓、柴可瑞醫師所處的時代，他們的行為與其說是「冷血」與「無情」，倒不如說是在為患者尋找活命的機會。和他們處於相同世代的南丁格爾（Florence Nightingale）——這位公認的護理師始祖——在敏銳的觀察後也寫下：「有太多手術的危險程度直接和手術時間長短成正比，外科醫師的成功和他們的速度成正比！」

因此當你看到林斯頓那個時代的外科醫師不洗醫師服時，不要覺得太奇怪，上面沾的血愈多，表示手術的數量愈多，代表有很多患者找上他。（但即便手術快速執行而成功，患者也可能被外科醫師身上的細菌殺死。）

看完以上故事，希望讀者們能想起導演索德柏的願望，珍惜現有的醫療資源。而我，只能力求自己的技術進步，讓手術做得又快又好，套用汪精衛的詩：

「慷慨赴醫院，從容放心頭，引刀成一快，不負外科手！」

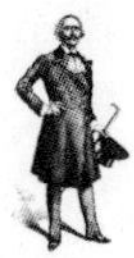

棕色獵犬暴動事件

——動物實驗悲歌

臺灣海軍陸戰隊的士兵，因為長官交代不想再看到營區內的流浪狗「小白」，因而將牠虐殺。一位士兵將吊死小白的影片上傳至網路，引起軒然大波，不只造成全民撻伐，更讓軍方顏面盡失。除了國防部長、海軍司令出面道歉緩頰，動保團體代表更利用進入海軍司令部的機會，用手機直撥公審三位犯案的士兵，結果造成正反兩方的激辯。

有不少網友直呼這是霸凌，以及逾越法律的行為，甚至有一位少將看不下去，憤而退伍，以表達心中的怒氣。被點名的動保團體代表根本不想回應此一問題，還在臉書留言，認為直播影片是經過軍方同意，並指責國防部長出面道歉是假的，認為海軍司令部設計他們，要求國防部出面澄清，還動保團體清白。

有些人認為這件事造成的混亂太大了，一條流浪狗被虐死，竟然比其他殺人犯引起的社會不安還嚴重，似乎太「小題大作」。但我以下說的故事，牽涉到一隻棕色小獵犬引發的混戰，使得臺灣的「小白事件」不僅「小巫見大巫」，而且還讓我們知道虐殺動物不是軍人的專利——在一百多年前，醫師在動保團體眼中根本與「劊子手」無異。

故事的背景在二十世紀初，當時的英國是醫學研究重鎮，常常有驚人的發現被公諸於世，不過卻因為屢屢以動物活體解剖（vivisection）為實驗方式，使得成果沾上臭名。雖然英國國會於一八七六年通過《虐待動物法》（Cruelty to Animal Act），明令動物在實驗時必須被麻醉、每隻動物僅可實施一次實驗，而且在實驗後必須給予安樂死等規定，但是殘忍地使用動物做實驗，還是不斷遭受質疑。

英國用於實驗的動物數量急遽上升，一八七五年一年約有三百例活體解剖獵犬的實驗，但在二十世紀初卻暴增到一年將近兩萬例，這引發了反對意見，事件主角是兩位瑞典的女性運動先驅——麗茲（Lizzy Lind af Hageby）和萊紗（Leisa Katherine Schartau）。她們是瑞典人，家世十分顯赫，而且自小相識。在一九〇〇年，她們參觀了位於巴黎的巴斯德研究中心（Pasteur Institute），發現那裡有滿屋子的動物，而研究者以實驗為名，用盡方法使牠們罹患各種病症。兩人回到瑞典之後，便成立反對活體解剖的團體。

一九〇二年，兩人為了調查英國醫學院濫用動物活體解剖的情況，於是成為倫敦女子醫學院（London School of Medicine for Women）的學生。雖然該校沒有任何活體解剖的課程，她們卻藉著活體解剖課程訓練為由，參觀倫敦其他醫學院的類似課程，並把每天所見所聞記錄下來，最後集結成一本書《科學的屠宰場：節錄自兩位生理系學生的日記》（*The Shambles of Science: Extract from the Diary of Two Students of Physiology*），引起軒然大波。因為其中一章提到某隻棕色小獵犬被活體解剖的痛苦過程，而且把該章節取名〈趣味〉（Fun），描述在這隻可憐小動物的解剖過程中，醫學院學生的陣陣笑聲。

棕色小獵犬第一次被解剖是在一九〇二年十二月，由當時倫敦大學醫學院名教授史達林（Starling）執行，接著牠在籠中被關了兩個月，又被他及另一位教授貝利絲（Bayliss）在隔年二月的同一次手術中，把肚子及頸子各劃開一次，進行不同實驗。根據麗茲和萊紗的觀察，小獵犬是在失敗的麻醉下，被以不人道的方式施行解剖，過程中不停抖動、想逃離。最後，牠被交給一位學生戴爾（Henry Dale，日後是一九三六年諾貝爾生理及醫學獎得主）做最後處理，在移除胰臟後，戴爾用小刀劃開牠的心臟，就結束了牠的生命。

麗茲和萊紗充滿血淋淋場景的日記，在沒有出版前就交給一位律師柯勒律治（Stephen Coleridge）看。他被棕色小獵犬的故事感染了，但覺得此事告上法庭沒有勝算，於是選擇在一九〇三年五月一日參加「英國反活體解剖社團」年會，披露小獵犬的故事，結果這件事在隔日見報後引起社會輿論的強烈批評，有不少人強烈要求主事者貝利絲等人公開道歉。

不過沒有等到公開道歉，反而接到貝利絲控告柯勒律治誹謗的官司。雖然麗茲和萊紗被柯勒律治勸戒不要將日記出版，但是惱羞成怒的她們卻趕在官司審判前出版了此書。

當時是連婦女都沒有參政權的年代，雖然以科學研究之名對動物活體解剖很殘忍，但法律對這些研究人員似乎沒有任何嚇阻作用，而且不是所有人都認同麗茲等人的理念，因此柯勒律治的敗訴，可想而知。

一九〇三年十一月，法院判定柯勒律治必須賠償貝利絲五千英鎊，不過相當有趣的是，《每日新聞報》（*The Daily News*）替他募得五千七百英鎊，而貝利絲也將這筆錢捐給自己的大學做研究經費，並且稱它為「史蒂芬．柯勒律治活體解剖基金」（Stephen Coleridge Vivisection Fund）。

從這件法律訴訟及大眾的反應可以看出，當時英國民眾的想法如同二〇一六年「脫歐公投」一樣被撕裂開來，而且有愈演愈烈之趨。不死心的「反活體解剖團體」在隔年募得一筆基金，請了雕塑家懷赫德（Joseph Whitehead）替棕色小獵犬立了銅像，而且說服倫敦市巴特西區（Battersea）的議會，提供空地安放銅像。

一九〇六年九月十五日，銅像在擠得水洩不通的人潮中揭幕，名作家蕭伯納（George Bernard Shaw）和愛爾蘭女權運動先驅戴斯帕德（Charlotte Despard）也在現場公開演講。不過塑像下詢問英國民眾的詩句「How long shall these things be?」（這種活體解剖還要持續多久），卻激怒另一方的擁護者。從此這尊銅像便成為兩派人士鬥爭的地方，很多醫學院學生來此進行破壞，除了有人被罰款，還逼使巴特西區的警局派警員二十四小時巡邏，以保護銅像的完整與安全。

最大的混亂發生於一九〇七年十月十一日，反對銅像塑立的醫學院學生想利用一年一度的「牛津及劍橋大學橄欖球比賽」期間，聚集更多學生，以人數優勢去推倒銅像，可惜他們的意圖被動保團體識破，最後只能遊行到「特拉法加廣場」（Trafalgar Square）。一千多位學生聽著帶頭者慷慨激昂地發表演說，群眾之中有人忍不住和警察扭打起來，最後引發暴動。警方花了好幾個小時才控制住場面，有很多學生被捕，被帶回警局拘留，再以罰款了事，史學家稱此事件為「棕色獵犬暴動」（Brown Dog Riot或 Brown Dog Affair）。

反活體解剖團體也沒有因此得到好處，國會沒通過任何反對活體解剖的法律，獵犬銅像也在一九一〇年三月十日清晨被巴特西區議會派人移走，理由是負擔不起看管銅像的警察工作費用。

提出「小白事件」與「棕色獵犬暴動」相比，並非取笑哪一方群眾比較盲目，或者感慨動物保護觀念沒有進步，我想下的結論是：任何個人或團體的訴求，若無法在理性與合法的範疇下推展，很容易被模糊焦點，而達不到計畫的目標。尤其任何衝撞體制的行為，除非抱著革命的決心，否則成功的希望非常渺茫；若退而求其次，想靠教育得到共識，恐怕又得走上好長一段路，才能達到目的地。

何謂道德的底限？似乎永遠無法以簡單的字句描述，端看處在什麼時代，碰到什麼人主事吧！

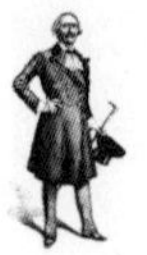

精神病和蛀牙

——外科治療精神疾患

如果你問我最害怕處理哪一種「開心」手術，我一定毫不猶豫回答是「感染性內膜炎」(Infective endocarditis)，因為這類病人遭受感染後，細菌會攻擊心臟，尤其是瓣膜的位置，造成它缺損，輕者高燒不退；重則瓣膜完全被破壞，心臟功能受損，變成心衰竭而危在旦夕。

處理這類患者，首先要確認是被何種細菌所感染，然後才能對症下藥，進而控制病情。一般建議至少打四到六星期的抗生素，等患者狀況穩定再實施瓣膜置換手術。

為何如此大費周章呢？由於瓣膜遭受細菌侵襲時，正處於發炎階段，周遭的組織相當脆弱，貿然置換瓣膜，往往無法將人工材料縫合於心臟內部，使其固定牢靠，所以才會先用藥物控制感染，經過一段時間，等身體沒有發炎現象、瓣膜周邊組織恢復得較強韌，開刀才安全。

可惜有些患者的運氣沒有那麼好，細菌感染來得又快又急，心臟瓣膜被破壞殆盡，造成嚴重的逆流現象（像堤防潰堤），無法在控制感染後才接受手術，醫師必須硬著頭皮做瓣膜置換。這樣病人在術後往往相當難照顧，有的人置換的人工瓣膜，甚至因為組織不穩而鬆動，還得冒險再做第二次、第三次的瓣膜置換手術，否則只有死路一條。

我遇過最慘的病人，接受過三次瓣膜置換手術，最後因為心臟結構破壞得太厲害，造成無法挽回的心衰竭，只好以心臟移植挽回其性命，過程可說是步步驚心。

上述這些「感染性內膜炎」的患者，每年總有一、兩位是因為牙齒發炎、損壞，最後造成急性心內膜炎，必須接受瓣膜置換手術。他們找上我診療的時候，蛀牙大概都處理好了，但不幸的是，過程中，殘存的細菌跑到了心臟裡，以至於高燒不退。另一種類型的患者是住院時高燒不退，找遍感染源，最後在滿口蛀牙裡發現答案。

前面的經驗並非我所獨有，其他國家的醫師也很重視「牙齒與心瓣膜的關聯性」，因此「美國心臟醫學會」（American Heart Association，簡寫為ＡＨＡ）在二〇〇七年提出臨床準則，建議大家在「見血」的牙齒處置時（即處理到牙髓腔內會流血的情況），必須使用預防性抗生素。而身體有人工瓣膜的患者，在接受侵入性檢查（如大腸鏡檢查）或手術時，也要有一定劑量的抗生素做預防處理，避免心內膜炎發生。

只有我們這個世代才重視牙齒清潔的重要性嗎？至少在二十世紀初期，一位備受美國精神醫學界推崇的醫師就認為——精神病和「蛀牙」有直接關係。

一九〇七年，三十歲的年輕醫師卡頓（Henry Andrews Cotton）成為紐澤西州特瑞頓（Trenton）醫院院長，此醫院原先是精神病療養所。醉心於科學論證的卡頓首先提出「局部感染理論」（Focal infection theory），認為「精神異常」是患者身體裡有沒被治好的感染，並把矛頭指向牙齒。根據記載，因為這個想法，他總共拔了一萬一千多顆牙齒，包括精神病患者、醫院員工，還有他自己以及妻兒的牙齒。

拔牙的成效似乎不錯，讓累積不少經驗的卡頓想擴大實驗範圍，提出所謂「外科病菌學」（Surgical bacteriology）。如果拔牙還是沒有效果，可以考慮把其他組織或器官一併割掉，例如扁桃腺、大腸，甚至女性患者的卵巢，以控制精神病發作。

不像佛洛伊德（Sigmund Freud）《夢的解析》（*The Interpretation of Dreams*）那般深奧難懂，卡頓將幾年來的研究成果包裝在科學數據下，向世界宣告他的精神病治癒率達到八五％以上。世界各國的醫學會競相邀約他演講，同時不吝惜表彰其成就，稱讚他是「外科治療精神疾患的先驅」，而他領導的醫院是「全世界最積極照顧精神病患者的機構」，不少有錢人還專程到醫院專屬的診間，拔掉可能造成精神疾病的牙齒。看《紐約時報》（*The New York Times*）在一九二二年如何稱讚他：「在傑出領導者卡頓經營的醫院，無疑是一間踏破鐵鞋無覓處，世界上最積極與深耕科學研究的地方，可以全方位照顧精神及神經障礙的疾病……」

這股潮流中，還是有腦筋比較清楚的人，一位精神科醫師格里納克（Phyllis Greenacre）強烈批判了卡頓。因為當時還未發明抗生素，有不少病人在卡頓的手術後死亡，而且格里納克到了卡頓的醫院參訪，發現那裡的精神病患者之所以被治療成功，是因為太多人被拔光牙齒，不僅說話有問題，甚至無法咀嚼食物而營養不良，連生存都面臨了問題，所以精神病根本發作不起來。

格里納克的報告引發紐澤西州政府關心，進而舉行調查與聽證會，將那些不滿意卡頓治療的患者與被解雇的員工找回來作證，可惜卡頓的威望太高，根本無法動搖他的地位。不過他在聽證會期間，強調自己有精神崩潰現象（由他自己診斷），所以又拔了好幾顆牙齒，宣稱因此迅速恢復正常，並回到醫院工作。《紐約時報》又在一九二五年撰文褒揚他，還有許多醫界菁英及政界高層也公開支持他，即便聽證會內砲聲隆隆，他依然全身而退，於一九三〇年退休。有趣的是，雖然很多人相信卡頓的理論，但少有精神科醫院追隨他的腳步，以外科手術來治療精神疾病，僅願意採納其中傷害較少的方式，以及「人道照顧」的原則。

卡頓死後，《美國精神病期刊》（*American Journal of Psychiatry*）說他是「我們世代

裡最具啟發性的特別人物」，而《新英格蘭醫學期刊》（*The New England of Medicine*）也說他是「對照顧病患及其福祉，貢獻相當大的人物」，表彰他對精神醫學的貢獻。

聽完卡頓的故事，我終於瞭解俗語說「牙痛不是病，痛起來要人命」的精髓。曾因為有劇烈牙疼而不知如何自處的我，完全可以體會那種痛到要抓狂的辛苦。我想卡頓應該有一口爛牙，而且腦袋瓜也有些短路，不然不會想到拔牙可以治療精神病，而且還在聽證會期間表演拔牙治「精神崩潰」的戲碼。我得說他運氣好，沒有因為蛀牙而罹患「感染性心內膜炎」，否則歷史就不會這樣描述他了。

人拓及人皮錢包

——解剖劇場的駭人表演秀

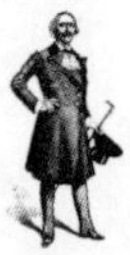

一八三三年，來自法國的移民勒布朗（Antoine LeBlanc）經過一番波折，終於在美國紐澤西州的莫里斯敦（Morristown）找到住所，有一位好心的法官沙爾（Samuel Sayers）收留了他，讓他住在自己家中的地下室，以餵養豬隻及劈柴當租金。

三個星期後，勒布朗不知為何亂棒打死了沙爾法官一家人，連僕人也不放過，逃亡前還將他家中的珠寶一併帶走，不過沒多久就被警察逮捕歸案。

受命法官福特（Gabriel Ford）只花了二十分鐘訊問，就將勒布朗判處絞刑，而且行刑後將他的遺體交付外科醫師做公開解剖。據歷史文件記載，超過一萬人觀看勒布朗的絞刑過程，有很多人是在得到消息後，從其他村落趕過來湊熱鬧。

勒布朗的遺體被送到對街的外科醫師康菲爾德（Dr. Canfield）及亨利（Isaac Henry）那裡。兩人先做了有關電刺激的生理實驗，也將他的顏面用石膏拓了下來，因為那個時代盛行「顱相學」（詳見94頁

〈人可以貌相？〉一文）。有醫師認為罪犯的行為是天性所致，可以透過頭顱及顏面五官的相對位置，提早知道哪些人有成為罪犯的傾向。

之後，醫師發售門票，讓一般民眾付錢看勒布朗被公開解剖。他的皮膚被完整地剝除下來，送到附近的「艾特諾皮革鞣製廠」（Atno Tannery）處理，然後依用途製成錢包、燈罩及書衣（前文提及的人皮裝幀書）。當然，還剩下一些皮的邊角料，警長可以在這些人皮上簽名。一位警長拉德羅（George Ludlow）不假思索就簽了名，然後准許這些人皮在商店販售。

若干年過去了，謠言指稱當年主持公開解剖的康菲爾德醫師保留了勒布朗的骨架，因為他過世後，住宅被翻新，當時發現很多零散的人骨。

一九九五年，一位莫里斯敦的歷史學者施科澤（Scherzer）逝世後，在他的收藏中發現勒布朗的「人拓」及「人皮錢包」，被保持得很良好。據信，有不少類似的人皮製品成為傳家之寶，而皮膚的主人大概都是同時期的死刑犯。

如果你覺得發生在死刑犯身上的事，有些殘忍或不可思議，代表你還不瞭解歐美早期的死刑犯文化。從希臘及羅馬帝國開始，因為宗教及文化因素，禁止毀壞、解剖人類的屍體。

但十四世紀開始，在教宗允許下，開放解剖人體。首先獲得特許的是蒙迪諾德里尤茲（Mondino de Liuzz），他是波隆那大學（University of Bologna）的醫師與教授。一三一五年，他在大學裡公開解剖執行死刑後的兩位女性罪犯遺體。

歷史上沒有記載到底是誰說服教宗開放解剖人體，但歷史學家一致同意被允許的理由只有兩個：一是透過解剖的過程瞭解人體構造，可以領受造物者（也就是上帝）的偉大；另一個重要的原因是透過「遺體損毀」，死刑犯無法以全屍下葬，算是對窮凶極惡之人的嚴懲，使「惡有惡報」之說，在上帝治理下被明確彰顯。（人死後不能被完整地下葬，沒有得到神父敷油祈福，代表不能上天堂。）

十四世紀後，歐洲各國紛紛將死刑犯交給外科醫師公開解剖，不僅有「教化」作用，也算「娛樂」事業。上從王公貴族，下至販夫走卒，只要有錢、有膽量，都可以付錢看外科醫師在「解剖劇場」（Anatomic Theater）的駭人表演秀。

十八世紀英國藝術家霍格斯（William Hogarth）有一幅著名的版畫《殘忍的四個階段》（Four Stages of Cruelty），四張一組。他刻刀下的主角尼洛（Tom Nero）從小就是一個生性殘忍、心腸惡毒的人，作惡多端的他，終於在霍格斯這組版畫中的最後一張「殘忍的代價」（Reward of Cruelty）裡，被送上醫師的解剖檯（圖一）。

尼洛不只被公開解剖，他被手術刀剜出的器官，當場餵給等在一旁的狗。如此血淋淋的畫面登上版畫作品，無疑給予普羅大眾一個很重要的訊息——惡有惡報，而且是現世報，不用等到最後的審判。

這種觀念流傳到了勒布朗的時代，死後解剖就變了樣，除了遺體被凌遲破壞，部分人還覺得惡人需要更殘忍的報復，於是把他們的皮剝下，做成飾物，並將骨架保存下來，供醫學院教學使用，是上帝美好的賜予，提供人體解剖的知識。

常看到報章雜誌提到歐美圖書館有上述的「人皮裝幀書」，我相信數目一定比報導的更多，因為收藏類似物品的人不會拿出來炫耀。除此之外，許多古老大學有很多公開展示的人體骨架，也是古代的死刑犯所遺留。

提出這兩個例子，可以表達我對「死刑存廢」的看法。不管歐美至今有多少人權組織想逼迫他國接受廢除死刑的觀念，他們仍無法抹除「惡有惡報」這個普世價值，因為它曾經是烙印在人類身上的強烈道德觀念。各國民情不一定和這些歐美國家一樣，能從累積幾百年的「凌遲死後罪犯」經驗中得到教訓，他們的祖先做了太多「以牙還牙」的事，才有今日反省的成果。

圖一
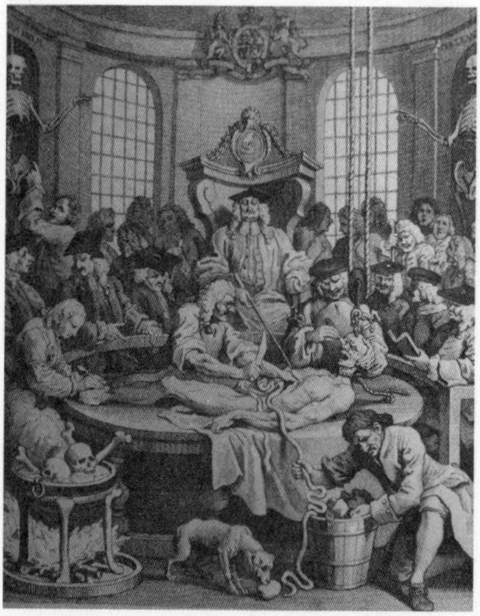

我贊成廢死，不過臺灣目前要廢死，還有諸多困難。我們沒有歐美那種數百年的歷史傳統，可以告訴人民

執行死刑的殘忍；更重要的課題是，我們的法律還沒有廢除「惡有惡報」的條文，大多數法官沒有膽量用自由心證抵抗「廢除死刑」的國際潮流，一句「有教化可能」就能讓自己脫離劊子手的指責，不符合多數民眾期待「正義由法律彰顯」的最卑微目的。

依我所見，臺灣無法廢死還有一個重要原因——法律對於被害者及其家屬的保障與照顧，不符合給予「加害人」機會的等同原則，所以得不到人民的信任。在不能療傷止痛、彰顯正義的前提下，如何說服廣大民眾放棄象徵「惡有惡報」的死刑呢？

圖一 https://en.wikipedia.org/wiki/The_Four_Stages_of_Cruelty#The_reward_of_cruelty

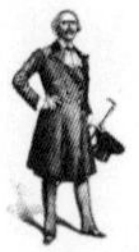

傷口裡的四十顆蠶豆

——痛上加痛的反刺激療法

對於棘手的病症，中醫處方往往有「危險」的藥材出現，例如砒霜就曾被用於治療白血病、梅毒與肺結核；而雄黃也曾被放在癌症與白血病的藥方裡；至於有毒植物醉魂藤，聽說可以用於對付子宮肌瘤與抗癌。

對於上述這種「險中求勝」的處方，我姑且先說是「以毒攻毒」的手法，因為對於健康的人來說，誤食上述藥品會有生命安危的疑慮，但對藥石罔效的病人來說，為了活命，就不得不鋌而走險了。

或許是英雄所見略同，西方醫療中也可以找到「以毒攻毒」的處置方法，只是西方醫師並不設限於使用藥物，還有療法——盛行於十七世紀到十九世紀的Counter-irritation，根據字面翻譯為「反刺激療法」，把它和中醫的「以毒攻毒」歸為同一類治療邏輯，未嘗不可。

Counter-irritation的原意就是對已經造成病痛與損害的軀體，再加諸一些傷害，使這種作法變成一種手段，治癒舊有疾病。上述學理聽起來令人覺得匪夷所思，但即使到了二十世紀初，依然有汗牛充棟的醫書與醫學會議資料，探討這樣的手法。先看看一八九五年，一位醫師吉爾斯（H. Cameron Gilles）的見解。

吉爾斯曾經寫了一篇文章〈反刺激的學說與應用〉（In the Theory and Practice of Counter-irritation），提到以前西方醫師的作法。例如，對於下肢發炎情況嚴重的患者，可以優先考慮讓這隻腳插入巨大蟻窩中，讓蟻群攻擊，看看能否為束手無策的醫師與患者帶來希望。吉爾斯當然不會只提供這種方法，畢竟巨大的蟻窩並非到處可見。於是，他建議同業可以利用燒紅的鐵塊去燙患處，造成水泡，以釋放傷口內的毒素；另外，考量到隨時準備燒紅的鐵塊是「強醫師所難」的事，於是他更建議用各種「強酸」或「強鹼」的腐蝕溶劑來造成水泡。

吉爾斯認為製造患者身上的水泡要有「分寸」，如果沒有製造出比原來的傷口大上二倍的水泡，則患者復原的機會就比較小。因此他個人偏好以「生石灰」製造水泡，這樣的水泡形成得又快又大。

讀者們不要想太多，因為吉爾斯並非曠世奇才，他的理論不是憑空想像而來，所以當我們看到英國醫師阿伯內西（John Abernathy），一八二四年在著名醫學雜誌《針刺》（*Lancet*）上的經驗分享，就不會感到費解，他認為製造很多小水泡和一個完整的大水泡都可以，若整個水泡面積大於一平方公尺，可能稍嫌過火了一點。可惜阿伯內西沒有聽到醫師索普（Soper）在一九〇九年的報告，因為兩人的觀點不謀而合。索普在報告中提及，雖然病人被告知要在身體製造水泡時會覺得害怕、慌張，但在他三寸不爛之舌的勸告下，一位肺炎患者被他製造了一個八乘四英吋（約兩百平方公分）的水泡，之後得以痊癒。

如果你覺得製造水泡就說完「反刺激療法」，實在太看輕醫師們的想像力了。因為水泡的功能只在於吸出身體毒素，更重要的是如何讓有毒的汁液流出，於是像刀子一樣的器械 Seton 被發明用來割破水泡，必須像使用鋸子一樣，以達到良好的排泄效果。

上述被割開的水泡叫 issue，有醫師建議在裡面塞入蠶豆，才會加速傷口癒合，在此分享十九世紀英國水橋醫院（Bridgewater Hospital）資深外科醫師土固（Jonathan Toogood）的病例報告，說明他如何善用此一方法。

土固用的療法，可以在一八五二年出版的《家用內外科治療辭典》（*Dictionary of Domestic Medicine and Household Surgery*）內找到：「issue 是人造傷口……有很多方法可以製造，例如燒紅的鐵塊、腐蝕劑……但最有效而且流行的方法是使用豆子……放入豆子後，前幾天，傷口的分泌物會變多，但豆子最好每天或至少兩天換一次。」

土固治療了一位腹股溝疝氣的二十歲女性，在她疝氣凸出的部分製造兩個

issue，大到可以各塞入四十顆蠶豆，而且讓這兩個洞維持暢通了兩年。結果患者的疝氣沒治好，只能坐在輪椅上活動。土固還沾沾自喜地說，患者沒有因此自暴自棄，還利用自己的糗樣，自娛娛人。

土固人如其名Toogood（英文翻譯為太好了）——這種自我感覺良好的醫師是十九世紀堅信「反刺激療法」的代表。

一九〇九年，英國皇家醫學會主席布朗（Brown）曾針對「教化罪犯」這麼說：「燒紅的鐵塊用完後，再以腐蝕劑去製造水泡，這麼做不見得能教化罪犯，再塞點豆子在傷口裡，才可能讓他們永生難忘。」

聽完，你是不是感到頭皮發麻呢？砒霜、雄黃或醉魂藤等東方「以毒攻毒」的辦法，對你來說已經是小兒科。在那個注重「反刺激療法」的西方世界，如果生了怪病，貿然找醫師治療，不死也半條命去了。這使我終於瞭解醫師在二十世紀前的西方世界裡，社會地位不高的原因了。

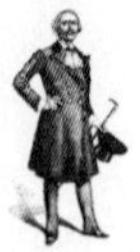

皇家級治療

——英王查理二世臨終實況

每次看到任何商品或旅遊行程標榜「皇家級待遇」，我就會想到前總統李登輝先生，說臺灣醫療系統對他疾患的處理是極度尊榮、無法可比的「皇家級治療」，一點也不為過。他罹患「冠狀動脈狹窄」，但沒有找臺灣的醫師治療，卻「剛剛好」有一位日本著名的心臟內科權威來臺示範，替他裝上支架。

臺灣的醫療技術比較差嗎？當時沒什麼人敢評論，其實公道自在人心。之後，他又利用心臟有問題，必須再找同一位醫師裝支架為理由，得到簽證，去日本訪問，還順便參觀了他夢寐以求的「奧之細道」，讓可能的政治阻力巧妙地被「人道醫療」擊退。最近這一次，反應更迅速，他做完大腸鏡發現有癌病變的息肉時，立刻接受切除手術，彷彿癌細胞明天可能攻占他的全身。

某位看李前總統相當不舒服的前立委，將此事與黃安回臺接受「冠狀動脈繞道手術」，混為一談。

其實不管貧富貴賤，身為醫師，對病患「一視同仁」是千古不變的醫學倫理，但往往因為政治勢力介入，讓人有不同的評論。就像我以下提到的故事——十七世紀，英王查理二世在臨死前受到的醫療待遇，雖說是當時的皇家級治療，卻讓他吃盡苦頭。

查理二世生前獲得多數英國人的喜愛，被稱為「歡樂王」或「快活王」（Merrie Monarch），性格活力四射，並奉行享樂主義。他不僅意志堅定、精明機智、知人善任，在充滿教派危機時仍能操縱大局，深得民心。他還有一件令人津津樂道的事——成立倫敦皇家自然知識促進學會（The Royal Society of London for Improving Natural Knowledge），開啟啟蒙時代的序幕。

可惜醫學和其他科學一樣，在查理二世生存的年代，還無法有長足的進步，造成他在臨終前的治療，令人不忍卒睹。

一六八五年二月一日，他因為腳上起瘡而被痛醒，結果早上就開始發燒。御醫艾德蒙·金爵士（Sir Edmund King）被召來處理。根據當時的醫療方式，一位理髮師先替國王剃光了頭髮，準備開始治療程序。不料沒多久，查理二世竟然中風了。嚇壞了的醫師立刻替他放血，而且一放就是一品脫（約四七三毫升）。

接下來幾天，很多「孚有眾望」的名醫被陸續召來皇宮，加入治療，在沒有決定做什麼之前，又從查理二世身上放出八盎司的血（約二三六毫升）。

接著有人決定替國王灌「銻」進入嘴巴，這是一種現今已經知道有毒的金屬。

然後在他頭皮上滴燒灼劑，期望冒出來的水泡可以使不好的體液被釋放出來，此為當時有名的「反刺激療法」，前文已經提及。

國王雖因吞下銻而嘔吐，但沒有達到預期的效果，於是有人想到灌腸——把含有岩鹽及一種名叫「鼠李」（Buckthorn）的糖漿，以及浸泡過金屬的白酒、柑橘汁混合使用。結果還是沒有效果，於是更多東西被加入灌腸的處方中，例如祕魯的樹皮、黑黎盧塊根、驢蹄草蒸餾液、硫酸處理過的牡丹花水、黑莓水、薄荷糖漿等，當然沒忘了當時最重要的兩樣解毒物：一種是山羊胃中結石磨成的粉末，還有煮過死人骨頭的汁液。

我們還不能忽略國王腳上的瘡，有醫師將含有鴿糞的軟糊塗布其上，結果造成傷口惡化，最後又將燒紅的鐵棍放在傷口上，期望加速癒合。

中風的查理二世不死也去了半條命，一直發出不舒服的叫聲。眼看病情毫無起色，於是白蔗糖做的糖果被當成提高他士氣的獎賞（當時不易取得蔗糖，是連皇后嫁妝也不可少的珍品）。

二月六日，精疲力竭的國王在疼痛與哀號中被折磨至死，總共被放了超過一千毫升的血，接受了數不清的治療。據記載，他還向周圍的王公大臣們說抱歉，因為拖了那麼久才死，並說他受到的折磨，超乎他們的想像。

以現在的眼光來看，上述的治療真令人匪夷所思，而我們為何能瞭解查理二世遭遇的「皇家級治療」？原來是國王死後，有人質疑愛德蒙等御醫的作法，使得他們只能公布過程，請當時所有的醫師來評判。

我想沒有人敢評判，畢竟治療查理二世的醫師群都是當時的「碩學鴻儒」、令人景仰的學者。但這份紀錄被之後的史學家翻了出來，有人看了非常生氣，認為是「弒君」的行為。

我想是那些史學家們「時空錯亂」了吧！在查理二世的時代，醫師以有限的知識，搬出令今人捧腹大笑的「皇家級治療」，實在不算弒君這種滔天大罪。同理可證，三百年後，誰會羨慕前總統李登輝所受的待遇呢？我想一定有很多人嗤之以鼻，搞不好未來的史學家也會有「殺人」的批評！

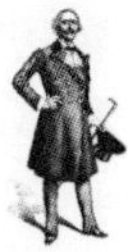

割包皮、卵巢治病

——違背「減少傷害」原則的治療

一八七〇年二月九日早上，美國著名的骨科醫師沙爾（Lewis Sayre）被好友，也是知名的婦產科醫師希姆斯（James Marion Sims）召喚到他家裡，因為有個棘手的病人要會診。

患者是一位五歲小男孩，他的雙親告訴沙爾不幸的消息——除非有人幫忙，不然小男孩無法自行走路，他的雙膝伸不直，只能勉強維持著四十五度的彎曲。

小男孩因為雙腳疼痛且不良於行，長途跋涉到紐約尋找機會，他的雙親先找到希姆斯醫師，而他立刻想到沙爾——這位醫術令人折服的外科醫師，最近才以「髖關節手術」名聞國際。

沙爾替小男孩檢查身體後發現，他應該是癱瘓造成的下肢活動困難，不是因為肌肉強直，使他有疼痛的感覺，所以無法用他擅長的「筋膜放鬆術」來解決問題。

沙爾急於想找出小男孩癱瘓的原因，想借助電流刺激來檢查他的雙腿，於是沙爾要求女看護脫下小男孩的褲子，準備在他的下半身放上貼片、接上電線。不過女看護這時提醒了沙爾，不要觸碰小男孩的生殖器，因為那裡很痛。

沙爾被這個提醒吸引了，於是檢查了小男孩的外生殖器，發現他有Phimosis（包莖，又稱包皮過長）、龜頭部位紅腫，是很典型的尿路發炎。所以他問了小男孩的雙親，知道這是很久的問題，似乎在走路還沒問題之前就如此。

沙爾靈光一閃，覺得是包莖感染引發了所有問題，雖然這原因看似和走路困難毫無關連，但有沒有可能是因為生殖器發炎，才使小男孩的下肢不願意出力行走，使得問題愈來愈嚴重，演變到走路疼痛、甚至肌肉僵硬呢？

沙爾大膽提出假設，認為其中一定有關連性，於是說服小男孩的父母讓他接受割包皮的手術，因為他認為是包皮過長造成了感染與刺激，才使小男孩逐漸無法行動。

無計可施的父母雖然覺得這樣的建議很突兀，但還是接受了。小男孩在隔日接受了割包皮的手術，驚人的是，幾天後，他覺得身上的痛楚減輕了，胃口變好，睡眠品質也得到改善，更讓他的父母喜出望外的是——接受手術幾個星期後，小男孩不但不需要人攙扶走路，而且活蹦亂跳，和正常人無異。

受到治療小男孩成功的激勵，沙爾開始在其他患者身上做實驗。他的第二位患者是美國紐約知名律師的小孩，已經十幾歲，他接受沙爾的電流刺激，治療癱瘓的下肢，多年未見起色，即使加了很多維他命與營養品，還是無法順利行走。沙爾建議律師讓兒子接受割包皮的手術。

當時認為「手淫是萬病之源」，又以為割包皮可以治療手淫，只是還沒有人像沙爾一樣，用割包皮治療「無法走路」。律師被他說服了，手術後，和第一例小男孩一樣，也在幾星期後可以自由地行走。

沙爾很快開始宣傳割包皮的好處，不只將它變成治療神經症狀的手段，連疝氣、膀胱發炎、癲癇等疾病，都可以運用此法。最有趣的莫過於他異想天開，認為可以透過此法治療精神疾病患者。

不少精神狀況不穩定的病人接受此手術，但成效不好，他負責的紐約精神療養院（New York Lunatic Hospital），並沒有病人因此可以出院。

姑且不論沙爾的成就如何，但是經過他大力宣傳後，割包皮手術變成是很棒的治療手段，除了可以治病，更有預防的效果。

「割包皮可以治病」還不是最恐怖的理論，同時代喬治亞州的婦產科醫師貝帝（Robert Battey）更不擇手段。惡名在外的他，為了治療女性歇斯底里、神經衰弱，甚至背痛，竟然建議已經沒有生育考量的婦女割除卵巢，以去除種種惱人的症狀。此舉不但受到美國醫師認同，連歐洲也有不少擁護者。歷史學者龍戈

（Longo）不得不在其著作中說：「這種割除卵巢的手術，並非一堆江湖郎中獻藝的把戲，而是十九世紀許多婦產科醫師熱衷的治療手段。」

醫師在「手淫為萬病之源」的概念下，將割包皮變成是男性預防各種疾病的重要方法，在病因生理學還未完整建立的十九世紀，此法是外科醫師可以揚眉吐氣的技術之一。其範圍運用之廣，參考美國辛辛那提醫師瑞奇（Merrill Ricketts）提出的「割包皮的適應症」，有以下：

局部的適應症，如衛生、包莖、溼疹、下疳、肺結核、疝氣、發炎、上皮癌等共十八項；而全身性的適應症，如手淫、小便不順、癲癇、陽痿尿滯留、尿床等，林林總總超過十項。

當你看到美國早餐食品家樂氏（Kellogg's）的創辦人——美國外科醫師家樂氏（John Harvey Kellogg）的論述與發明時，也就見怪不怪了。據說他發明穀物早餐，不單是為了讓腸道順暢、避免身體淤積有毒物質，更重要的是能安定心神，讓食用過的男性同胞不再想手淫。

家樂氏醫師也認為割包皮可以預防手淫，但是他的觀念更先進。他實施該手術時是不上麻醉的，他深信經歷椎心刺骨疼痛的男性同胞，以後一定不敢手淫了。

據歷史學家統計，十九世紀末到二十世紀初，有數百萬男性同胞被以各種理由割掉了包皮，不管是為了治病或預防疾病。

看完令人髮指的外科歷史，是否讓你頭皮發麻，感受到切膚之痛？因此，當我看到任何新的醫療概念是以切除、燒灼，或服用藥物為看起來健康的軀體做什麼「預防」，我都會想起「割包皮治病」的醫療歷史。

沒有人可以預測或阻止醫師可能有的偏執，對於醫師為什麼以製造身體傷害，挑戰希波克拉底斯（Hippocrates）的千古明訓——醫療是「減少傷害」（do less harm）——只能留待歷史驗證，就像沙爾與貝帝醫師一樣。

發燒讓你更聰明？

——諾貝爾得主瓦格納的發燒療法

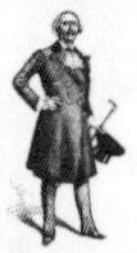

小時候，我的身體很不好，季節交替時常常感冒，除了喉嚨痛、打噴嚏及流鼻水，一定伴隨著發燒，把母親折磨得心力交瘁，必須向外婆求助。好幾次高燒不退，母親把我送到診所打針，即便用點滴加退燒藥，也不一定都靈光，母親只能按照醫師的指示，替我做「酒精拭浴」。

我永遠忘不了那種「內熱外涼」的感覺，體內的悶熱把我搞得昏昏沉沉，但身體卻被酒精刺激得直打哆嗦。

多年後談到這些往事，母親都會感謝外婆幫忙她分憂解勞，我也從母親的談話裡得知，只要我發燒，外婆都會擔心我「燒壞腦子」。老一輩的人認為高燒不退，日後可能會「扒代、扒代」。

認為「高燒不退」會搞壞腦子，或許是早期醫療不發達所遺留下來的觀念。那時許多不知名的感染無法治療，常有人發燒之後一命嗚呼，就算沒死，大概也有很多併發症。

研讀醫學史料時，我發現一種有趣的療法——醫師認為發燒不但不會燒壞腦子，還可以將「走鐘」的腦子治好。發明此療法的醫師還因此得到諾貝爾生理及醫學獎。

十九世紀末，維也納的精神科醫師瓦格納（Julius Wagner-Jauregg），一直致力尋找治療精神疾病的方法。皇天不負苦心人，他發現一位斷斷續續發燒的患者在症狀解除後，其精神疾病的徵候有了改善的現象。

得到靈感的瓦格納開始觀察同時有「精神疾病症狀」與「發燒」的患者。據他的回憶錄記載，三十幾位精神疾病患者，其中有人得到瘧疾、丹毒、天花，甚至傷寒。而正如他之前的觀察，一部分病患在發燒症狀緩解後，精神症狀得到不同程度的改善。因此，他認為精神疾病患者有一定比例是「腦內器質性」的傷害所造成。

但要如何引發精神病患者因為感染而發燒？這一直困擾著瓦格納，所以他在未經患者的同意下，替他們注射「結核菌素」（tuberculin），可惜沒有成功。直到一九一七年六月，他的機會降臨了，有一位精神疾病患者得到了瘧疾，住進他管理的病房。

大膽的瓦格納覺得機不可失，抽取該名患者的血液，然後注入同一病房內感染「神經性梅毒」（Neurosyphilis）的患者身上。沒多久，後者也得到了瘧疾，經歷一個多月發燒的折磨，竟然讓他的精神病症狀得到緩解。

你可能覺得瓦格納十分魯莽，但讀者們必須知道，「神經性梅毒」代表梅毒螺旋體感染了中樞神經，所以患者會有情緒渙散、癲癇、輕癱，甚至失智等症狀，在那個沒有抗生素可用的年代，屬於不治之症。瓦格納的作法只是「碰碰運氣」或「姑且一試」。因為沒有任何醫療作為，患者絕對是死路一條。

你可能也想問，瓦格納替患者輸入其他人的血液，難道不怕因為輸入的血型不合，而有「輸血反應」？你多慮了，因為輸血前要做的「配對」（cross-matching）試驗，在二十世紀初期仍未建立，所以沒有人會因此批判瓦格納醫師，況且他輸入的血量很少。

受到鼓舞的瓦格納再接再厲，又替八位患者做了同樣的事。為了達到治療的效果，他得等患者發燒七到十次，才將可以治療瘧疾的奎寧給他們服用，避免發燒期太短，有損療效。

實驗的結果如何呢？以上九名患者，有三位追蹤了三年，治療成效良好；有二位一開始狀況很不錯，但之後變得更差；另外兩位則沒有任何改變。一位因嚴重感染而死亡，另外一位則完全癱瘓，只能在床上度過餘生。

瓦格納一九一八年在期刊上發表著名的「發燒療法」（Pyrotherapy），並對結論相當自豪，認為九個人之中有六位是有效的。接下來五年，全世界精神科醫師競相使用「發燒療法」，使得以此法治療精神疾病，蔚為風潮。美國國家健康研究機構的專家拉朱醫師（Raju）在日後的回顧文章裡直言不諱，用Rage（指狂暴肆虐，可譯為大流行）來形容此療法受歡迎的程度。

一九二七年，瓦格納得到諾貝爾生理及醫學獎的肯定，表揚他利用瘧疾治療「神經性病毒」的貢獻，不過這種療法在四〇年代抗生素發明後，漸漸式微。畢竟，以「得到另一種疾病」來治療一個棘手的疾病，是相當不道德的事，不符自希波克拉底斯以來，醫師以「減少傷害」治療患者的大原則。

瓦格納的故事是否令人咋舌而不敢置信？尤其，這件事並非發生在科學不昌明的中古世紀，而是醫學正蓬勃發展的二十世紀。可惜我必須說，這並非醫學發展的特例，即使今日，很多被認為是「明日之星」的治療方法，都在出現不到數年後，成為「明日黃花」。

例如，曾經被運用於治療心衰竭的「巴提斯塔手術」（Batista Procedure，又稱左心室容積縮小術），以及「雷射洞穿心肌血管新生術」（Transmyocardial revascularization，俗稱TMR），以雷射在心肌上打洞，治療無法做冠狀動脈繞道手術的心肌缺氧患者。兩者已經銷聲匿跡，不過沒有人會因此責怪或質疑醫師，因為有更多發明占據了媒體報導的版面。

聽完我講的「發燒療法」，你或許覺得洩氣，但我可能還有點收穫。我一直想自己這種「好奇寶寶」的個性，好像並非來自我雙親。尤其我的智力並非頂尖，卻可以成為一個技術不錯的醫師，還能不斷充實自己，寫出一篇篇精采的文章，可能和我小時候常常「高燒不退」有關。

發燒沒有搞壞我的腦子，似乎還讓我更聰明！

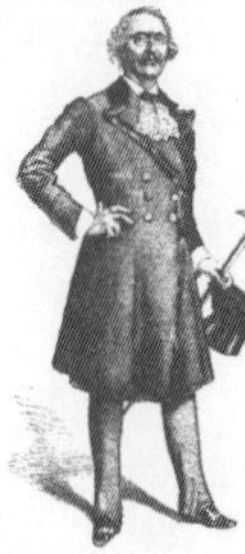

chapter two

2

天馬行空的發想

人可以貌相？

——西方醫學史的「顱相學」

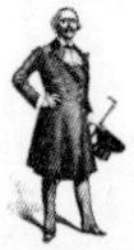

關於面相，中西方有不少相似的諺語，例如「人不可貌相」英文是「Never judge by appearances.」或者「Don't judge a book by its cover.」。諺語歸諺語，雖然提醒我們不要以貌取人，但這還是大家的通病。

例如北捷殺人事件後，有位略懂「面相學」的網友就有如下評論：「鄭捷是很典型的三角眼型下三白眼，這種人的面相加上後天環境與教育，不是成為大企業級總字輩或各種領域的專業達人，就是變成前無古人、極惡無道的罪犯！」

而關於三白眼，這位網友又說：「三白眼的人個性剛強，自尊心高，而且幾乎都愛憎分明，為信念常能奮不顧身，甚至捨身忘死……以他性格，很可能成為熱愛冒險的極限運動家，或是因為渾身散發凜凜之氣，成為一線刑警或軍人，使流氓、混混看到就求饒。」

言下之意是檯面上的大企業家都運氣好，否則他們會是危險人物？抑或是鄭捷有教化之可能？而他已經被處以死刑，離開人世了，否則法官看到不知道會不會有別的想法？

不管你對上述的評論覺得有理或有趣，想必對於中國面相學都有一定聽聞，你可能很好奇，是否在西方的占星術之外，也有相同的學問或理論？

答案是肯定的，而且與中國面相學相比，有過之而無不及。面相學在中國多為職業術士賴以為生的工具，所以一般流行於市井之間，為匹夫匹婦解決人生的困惑。但是在西方醫學史上，類似的面相學卻曾經主宰過「致病」學說，甚至成為犯罪學家不得多得的利器。

西元前巴比倫帝國時，即有所謂Physiognomonics（姑且翻譯為「體相學」），就是透過一個人的外在特徵，例如額頭、嘴巴、眼睛、牙齒、鬍子或頭髮等，判斷他的天性，大概也屬於「卜筮算命」之流。雖然相同的概念散見於之後的醫學典籍，例如希波克拉底斯與蓋倫（Galan）的著作，不過沒有得到令人信服的證據，更無法與當時流行的「體液學說」契合，因此沒有得到重視。

面相學和醫學為何扯上關係？那不得不感謝十八世紀末一位住在維也納的德國醫師哥爾（Franz Joseph Gall）。他認為大腦由三十三個管理區塊組成，其形狀決定了每個人的天賦，因此利用頭蓋骨的構造就可以判斷什麼樣的人可能成為謀殺、竊盜或詐騙的罪犯。

哥爾的學說並不見容於當時的奧地利，但是他的門徒史展柏（Johann Gaspar Spurzheim）卻將這套理論發揚光大，並取名為「顱相學」（Phrenology），而且在法國、英國及美國相當受到歡迎，從十九世紀中期開始便成為顯學，甚至使得史展柏可以在愛丁堡公開解剖人類的大腦，再配合各種人類頭蓋骨與面相的組合圖解（圖二），以此預知人的生理與心理疾病。一時間，顱相學家帶著圖譜與人體頭像模型穿梭於大小市集中，宣稱可以治病。

當然這套顱相學並非當時醫界公認的診斷聖經，不過卻被義大利一位軍醫官龍布羅梭（Cesare Lombroso）應用到犯罪學的研究，成為其享譽國際的法醫學鉅著《罪犯人類學》（*Criminal Anthropology*）的理論來源。

圖二

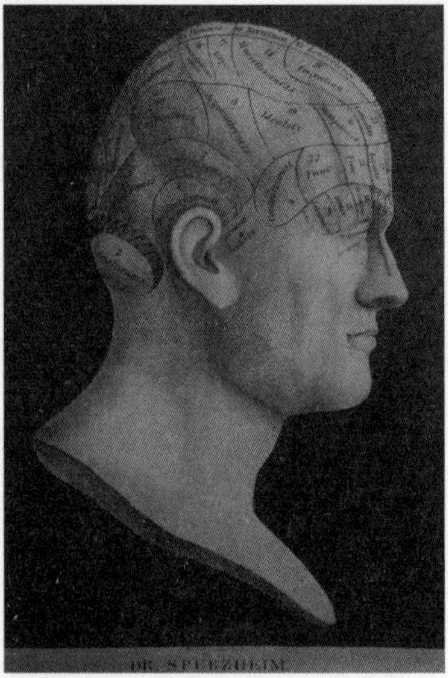

龍布羅梭一開始只解剖一些死亡的精神疾病患者，想瞭解他們精神異常的結構性成因，可惜努力了很多年始終沒有重大發現。一八七〇年，他讀到德國病理學家維爾喬（Rudolf Virchow）的研究，認為罪犯的頭蓋骨有其先天特徵，可以做為事前評斷，甚至犯罪後的證據來

源。

於是龍布羅梭開始研究義大利監獄裡的罪犯面相，並且解剖一些被判處死刑的盜匪屍體，結果似乎讓他發現了犯罪根源的重要依據，誠如他在自己的著作中所說：「看到這個頭蓋骨，便如同廣大平原被火紅天空點亮般，我立刻就知道這名罪犯本性的問題……一種隔代遺傳導致他繁衍出原始人類及低等動物的殘忍天性。」

而在研究六千零三十四位罪犯後，他做出一些判斷，如下：

· 刺客的下巴突出、顴骨分得很開、頭髮細而黑、鬍鬚稀疏、臉色蒼白。
· 性侵犯手比較短、前額較窄、頭髮顏色淡、生殖器及鼻子畸形。
· 騙子的下顎大、顴骨突出、體重較重、臉色蒼白；而扒手手很長、身高比較高，黑髮、鬍子稀疏；至於搶匪，像是小偷等，頭蓋骨測量不規則、頭髮粗、少見稀疏者！

龍布羅梭經由自己的研究，主張犯罪案件為兩種主要型態：一種是「偶然罪犯」，乃是因情勢所逼而犯罪的人；一種是「天生罪犯」，因為遺傳上的缺陷而習慣性犯罪。這些遺傳上的缺陷可以從外觀看出來，最常見的是「手臂長」、「視力敏銳」、「下顎寬大」及「壺狀」的耳朵。

他的理論雖然受到矚目，但也沒成為醫學主流，尤其是罪犯「天生遺傳」的理論，更受到不少抨擊。當時法國的醫學教授拉卡桑（Alexander Lacassagne）更強烈反對，認為社會氛圍才必須負最大的責任，最後逼得龍布羅梭不得不修正理論，不再透過單純的生理特徵來區分「犯罪類型」。

圖三

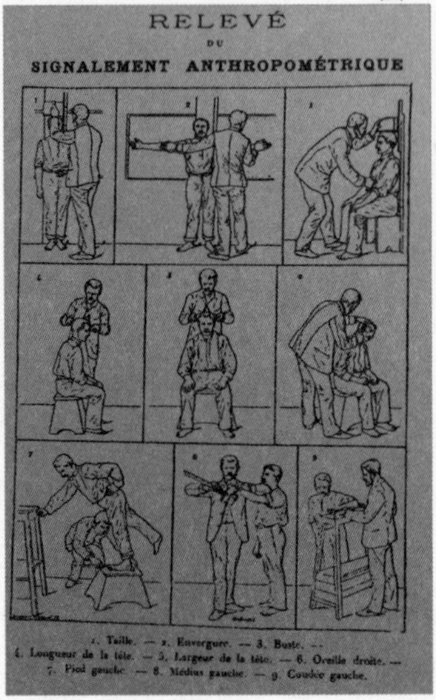

不過由於顱相學的研究刺激，開啟了犯罪與人體測量學的研究，而其中最有名的研究者，莫過於法國警察局的犯罪書記員貝迪永（Adolphe Bertillon）。貝迪永的父親是「巴黎人類學協會」的主席，專門研究及比較人類頭蓋骨形狀、尺寸，而此時正值龍布羅梭的著作開始流行之際，在家學淵源的影響下，他開始用人類學的方法連結被逮捕的嫌犯及過去的罪犯，以此設計了一套「貝迪永人體測量認證方法」（Bertillon's identification anthropométrique，圖三）。

一八八三年二月二十日，一位自稱杜邦（Dupont）的犯人被送到貝迪永面前，透過他的測量數據，以及精心建立的一千多項犯罪紀錄檔案卡系統，他居然認出眼前這位杜邦特，曾經在去年底因為竊盜罪被逮捕過，而且名字是馬丁（Martin）而非杜邦特。貝迪永因此成為巴黎報紙的頭條，而且該年底就成功辨識了五十名不斷換名字的累犯。二年後，法國警方和監獄開始利用這套方法辨別犯罪嫌疑人。

雖然貝迪永的方法被許多現代辨識方法（如指紋採證）所取代，但是他的成就仍被認為是現代的「嫌犯辨認技術之父」，即便他並不十分重視指紋的特有性。

值得一提的是，貝迪永設計自己的辨識系統時，曾經請求父親的同事——一位比利時的統計學家凱特勒（Adolphe Quetelet）的意見，而他正是今日被醫界普遍用來評判肥胖標準「BMI指數」（Body Mass Index，身體質量指數）的發明者。（當初BMI的用途，只是為了比較英國軍人與法國軍人的平均身材，和今日的用途南轅北轍。）

從面相學談到顱相學，還有罪犯辨識的歷史，讓我想到歷史學家卜正民（Timothy Brook）在《塞爾登先生的中國地圖》（*Mr. Selden's Map of China*）一書中，曾經引用塞爾登一段深富哲理的話：

許多「有用的技藝與學問」領域已各走各的、不相往來；然而每個領域都與別的領域關係密切，不只常借助於相鄰領域，而且透過那層借助，還借助該領域之外的東西。

我們雖然覺得西方醫學歷史裡的「顱相學」可笑，但不能否認它啟發了今日刑案鑑識系統的科學化，是不可或缺的源頭。而我們中國的面相學以及號稱「可以窺知天機」的算命學，現在仍只是各種江湖術士賴以為生的工具而已。

圖二 https://en.wikipedia.org/wiki/Johann_Spurzheim

圖三 https://en.wikipedia.org/wiki/Alphonse_Bertillon

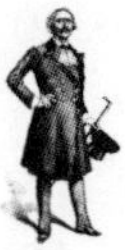

被誤解的縫紉機

——女性手淫荒謬論

我曾寫過幾篇文章，內容有關「西方醫學過去對於男性手淫的偏見」，因此還發明了許多防止手淫的工具（見《暗黑醫療史．禍莫大焉的手淫》），相信看過的讀者，尤其男性同胞，一定覺得生活在當今文明社會裡，何其幸運。

讀完後，有些人會對我提出疑問：難道在手淫這件事情上，以前的醫師「獨厚」男性病人，卻放過女人嗎？

西方醫療體系在「重男輕女」的觀念上勝過東方，其偏見與固執的心態，在有關女性手淫的問題上，有過之而無不及。為了解答上述的疑惑，我們先看一篇有趣的文章。一八六七年，在倫敦執業的醫師唐恩（J. Langdon H. Down）發表一篇有趣的文章，題目是〈縫紉機對於女性健康的影響〉（Influence of the Sewing-Machine on Female Health）。

唐恩醫師在文章的開頭就說明，人類的新發明雖然改善了生活，但也帶來了一些壞事。他舉了兩個例子，一個是蒸汽船的發明，讓很多男人到達以前去不了的地方遊樂，因此對他們的神經系統造成不良影響；另一個例子是火柴工廠的工作人員，因為長期在同一地點工作造成「骨頭的病變」，當時還不知道其原因，後來才知道是製造火柴時，使用的「磷」導致下頜骨壞死，俗稱「磷毒性頜骨壞死」（Phossy Jaw）。

唐恩醫師為了鋪陳他之後談到的疾病，所以先下了一個結論——提升生活的發明往往導致疾病發生，進而影響身體健康。

然後文章談到他的患者——許多縫紉機工廠的女工——就診時表示有上眼球頭痛、昏眩、心悸的症狀，尤其在晚上躺下睡覺時，會感到背部疼痛，而且蔓延到大腿兩側，並抱怨有「白帶」的困擾。他也發現患者在接受檢查時，不只反應變慢，而且整個人會如雕像般僵硬，維持一段時間。

基於上述的發現，唐恩醫師忽然想起老師俄斯伍德（Earlswood）所教過的論點，這些患者的症狀像是沉溺於手淫所造成的問題。怎麼說呢？

縫紉機是十八世紀中期改良後的機器，讓製作服飾的女工不必再一針一線去縫製衣物或相關物品，其操作方式是以雙腳輪流踩下踏板，驅動縫針執行工作。而這樣的動作使得女工大腿內側及鼠蹊部不斷地磨擦，等同於獲得了手淫帶來的感受。

唐恩醫師仔細詢問了患者，大多數女工都承認了他的判斷。他建議的治療方式有「換工作」、「使用局部冷洗沖液」、「多做戶外運動」等，症狀嚴重者則必須使用「溴化鉀」（Potassium Bromide）來治療。這也用於治療沉溺手淫的男性患者，目的是降低性欲，以抑制手淫的衝動。

唐恩醫師的觀點並非創見，但他還是沾沾自喜地向同業炫耀，認為自己提早發現了患者的致疾原因，所以經手的患者，其「身、心、靈」大多能恢復正常。其中只有一位失敗，轉而接受了「陰蒂切除術」（Clitondectomy），可惜術後效果依然不彰。唐恩醫師的「言下之意」，除了想表明自己的醫術高明，更想提醒同業，若患者病況已經藥石罔效，開刀治療也無濟於事。

讀者們現在一定可以瞭解，早期的西方醫學視手淫為「萬病之源」，只要沉溺此癖好，不管男女，都會有以下顯而易見的徵候：黑眼圈（直到現在，有些人還認為這是縱欲的象徵）、身體衰弱、易頭昏，病況嚴重者甚至死亡。

有些醫師更重視女性手淫的問題，因為根據法國醫師克拉夫特．艾兵（Krafft Ebing）所言，女性過度沉溺手淫會變成「蕾絲邊」（Lesbian，即同性戀），而同性戀在二十世紀前的西方國家是很嚴重的罪。美國醫師尼可拉斯（Thomas Low Nichols）也主張：手淫次數過多的婦女，日後懷孕和生產會有大麻煩。

不過女性患者比男性好一點，因為就目前所知，沒有人為她們發明「預防手淫」的工具。

但有些大驚小怪的人，例如唐恩醫師，會把一些日常生活的舉措或運動和手淫連接在一起，例如，使用縫紉機必須雙腳踩踏，往往造成女性患者胡思亂想，造成等同手淫的效果。

難怪二十世紀初，醫師泰勒（Mary Gove Taylor）所寫的教科書，就提醒醫師要注意女性熱衷於騎馬、騎腳踏車等運動，因為可能引發其手淫的欲望。

因此當你看到一九〇三年，一位名叫史密斯（E. H. Smith）的醫師發表於《太平洋醫學雜誌》（*Pacific Medical Journal*）的文章，不要覺得太驚奇，他對於醫師同業無法及早診斷女性患者的手淫病況，感到憂心忡忡，於是發文提醒大家，如何從外觀診斷出女性同胞已經有手淫的情況。他提供兩個方法：

第一，審視大陰唇的兩側，若兩邊不一樣大，就是過度摩擦某一側而造成的肥大現象。

第二，利電流來刺激女性的尿道口，若是很容易感到刺痛，就表示患者比較不可能有手淫的問題。

關於第一點，女性同胞不用過度恐慌，因為大陰唇和人的手、腳、指、掌一樣，本來就是左右不一樣大者居多，連泰勒醫師也對此嗤之以鼻，認為這是史密斯醫師憑空想像出來。

我認為西方醫學過去主張「手淫危害患者身心」的謬誤，也危害了當時醫師的腦袋，使他們天馬行空、肆無忌憚，甚至穿鑿附會，用手淫來恐嚇病人，實際上卻一點根據也沒有。所以現今的教科書甚至連這段歷史也不想留下來，只有像我這種「好奇寶寶」，會把塵封已久的資料整理出來，提供大家做為茶餘飯後的笑談。

乳汁充斥的腦部組織

——啟蒙時代提倡母乳哺育

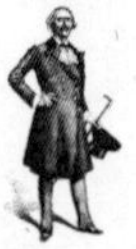

當醫師常有機會得到廠商的「特別優惠」，我以二十年前大兒子出生為例，至少有三家嬰兒奶粉公司的業務代表致贈奶粉「試用品」，由於我老婆當時還是職業婦女，坐滿月子後便順理成章將奶粉交給我母親餵養兒子，因此省去一筆不小的花費。

之所以提到這樣的往事，是因為近幾年國家政策強調母乳哺育（Brest-feeding）的好處，已經不能明目張膽地在產房外張貼嬰兒奶粉的廣告，甚至到醫院推銷，更遑論以試用品的手段拉攏新生兒父母。

對國家鼓勵母親用母乳哺育新生兒，我不得不給予正面的評價與稱許，因為根據歷來的醫學研究，母乳真的好處多多，含有上千種營養素，具有寶寶出生後第一年所需要的成分。另外，母乳裡碳水化合物的主要成分是乳糖，容易分解為葡萄糖，又可以幫助鈣吸收，寶寶因此不易過敏，其腎臟也不會負擔過重。

母乳中還有一些重要成分可以提供初生嬰兒重

要的免疫及抵抗力，例如免疫球蛋白、補體及溶菌素等，使得寶寶不易有中耳炎、下呼吸道感染、腸胃不適等問題；尤其母乳中含有長鏈多鏈未飽和脂肪酸（亦即市面上奶粉中最熱門的添加物——DHA成分），是嬰兒神經發育不可缺少的元素。

以母乳餵哺嬰兒不只對小孩好，母親也能從中得到意想不到的好處。例如，寶寶每天頻繁地吸吮乳頭，可以刺激子宮收縮；而且經由哺餵母乳，媽媽每日可以消耗五百到七百大卡熱量，加速回復生產前的身材；更重要的是，以母乳哺育時間愈久，媽媽們停經前得到乳癌的機會便愈少。

上述的說法是醫學提出的科學論證，自然對於母乳哺育有正面的宣傳作用，但如果看以前的醫療歷史，就會發我們所處的時代並不是鼓吹母乳哺育最有力的階段。

早在十七、十八世紀的啟蒙時代（Age of Enlightenment），當時的醫師就是提倡母乳的說客，其狂熱的程度遠超過我們的想像。啟蒙時代提倡科學的精神，希望人們透過實驗的觀察，以理性與邏輯的思考來面對周遭事物，而非什麼事都要透過宗教才能得到答案。那麼，當時醫師如何說服婦女以母乳哺育呢？

根據當時法國的名醫讓．巴列克色德（Jean Ballexserd）所言，婦女以母乳哺育新生兒是「自然的法則」（Laws of Nature），就像其他動物一樣，這不只是天性，也是義務，這樣一來，嬰兒神經的調性才會和母親一樣，其生長才不會受到不良的影響。

那時雖然已經有科學論證的基礎，但宗教的影響還是存在，中古世紀一些畫作仍被奉為圭臬，例如聖母瑪利亞以母乳哺育耶穌的作品，就一再被醫師當成形容婦女此一「天命」的最佳宣傳。

至於那些沒有用母乳哺育新生兒的婦女，會有什麼害處呢？因為當時「產後感染」與「新生兒的死亡」仍然偏高，沒有利用母乳哺育就變成是醫師眼中最重要的原因；甚至有的醫師認為這些沒有「宣洩」出的母乳，會危害母親的身體，容易讓體液滯留，讓身體之後有腫瘤、膿瘍的可能，而這種「酸性」的體質，更是造成其日後死亡的主要原因。有位醫師甚至宣稱在某位沒有以母乳哺育嬰兒的婦女死後，解剖發現乳汁充斥了她的腦部組織，造成致病的一擊。那位危言聳聽的醫師說：「壞母親終究自作自受。」

這種對於「母乳哺育」為自然法則的狂熱，也延燒到所謂的「奶媽」（wet-nurse）身上，因為這些人通常屬於中下貧苦階級，很多名醫認為嬰兒吃了這些人的奶之後，也會將他們血液中「愚笨、自私、易怒」的成分，傳送到嬰兒身上，對其發育有不好影響。

種種宣傳母乳好處的理論，充斥在啟蒙時代的醫學教科書中，而且被當成教條傳誦了好一段時間。直到工業發達，嬰兒奶粉商品化後，才式微了一陣子。最近十到二十年，可能因為新生兒過敏、氣喘與不良體質增加，才讓醫界又努力倡導母乳的重要性。我們的立論基礎已不若啟蒙時代「薄弱」，如同我前面整理的，母乳真的好處多多！

我雖然已脫離必須半夜哄小嬰兒的階段，心中仍牽掛著臺灣的新生兒，所以誠心希望孩子們可以在「母乳」以及「安全」的養育環境中長大。所以，我會不吝惜對所有讀者說：「母乳萬歲！」

健康人類大便的妙用

——糞便微生物移植

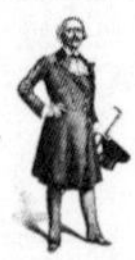

當澳洲腸胃科醫師馬歇爾（Barry Marshall）及病理科醫師沃倫（John Robin Warren）聯手發現「幽門螺旋桿菌」（Helicobacter Pylori）與慢性胃炎、消化性潰瘍有關，進而將抗生素導入其治療時，一位腸胃科的老前輩向我講了一個有趣的小故事。

在他還是年輕的主治醫師時，對於治療消化性潰瘍沒有太多方法，除了一般的抑酸劑之外，就是等患者出血厲害後，將他們轉給外科醫師，以手術切除出血的部分。

上述這些在門診追蹤的患者，偶爾會因為身上有些感染而必須服用抗生素，老前輩當時都會順手開「安莫西林」（Amoxicillin）給他們，結果在之後的追蹤，發現有幾位患者竟然說症狀好轉不少。

當時老前輩發現這個有趣的現象，卻百思不得其解，壓根兒沒有想到抗生素對消化性潰瘍的治療有一定的貢獻，直到馬歇爾醫師等人發現幽門螺旋桿菌，將抗生素加入其「三合一」的治療處方時，老前輩才豁然開朗，困擾他多年的問題，解答就是為了其他感染使用的安莫西林。

相信在很多早期腸胃科醫師的門診一定有類似的患者，醫師順手開的抗生素讓他們消化性潰瘍的症狀得到緩解，只可惜沒有人提出疑問，甚至好好研究。

對於上述故事，並非老前輩個人的特殊經歷，在醫療史中有數不清的「知其然而不知其所以然」的例子，例如硝化甘油合成之後，先被莫名其妙地用於治療心絞痛（Angina pectoris），一百多年後，才知道硝化甘油是因為讓血管釋放了「一氧化氮」，才舒緩了冠狀動脈的擴張症狀。又如溴化鉀，剛開始只知道它會抑制性欲，讓人平和，醫師用它來減少男性患者的手淫現象，沒想到因為「手淫是萬病之源」的概念，溴化鉀在十九世紀末被應用於治療癲癇，而一舉成名。

上述兩個例子或許讓你覺得匪夷所思，以下我說的故事，相信更讓你瞠目結舌、拍案叫絕。

一九五八年，美國外科醫師艾斯曼（Ben Eiseman）遇到四個棘手的病患，都因為長時間使用抗生素而造成「偽膜性大腸炎」（Pseudomembranous colitis）。在當時抗生素種類及選擇甚少的情況下，這些人的死亡率大於七五％，而造成這種情形最重要的原因，是患者感染了「困難梭狀芽孢桿菌」（Clostridium difficile）。我們現在已經知道此感染是由於患者使用抗生素過久，破壞了正常的腸道菌落，讓「困難梭狀芽孢桿菌」不正常地在腸道中壯大起來。目前公認的療法是給予該病患更強力的藥物，例如「萬古黴素」（Vancomycin）及「咪唑尼達」（Metronidazole），可惜患者在停藥之後，多半復發。

雖然有些醫師已經提倡「腸道需要益生菌」及「維持菌落平衡」的觀念，但沒有人對「偽膜性大腸炎」提出有效的療法。於是，艾斯曼大膽替那四位患者用健康人類的大便做「灌腸」，結果他們都在幾天後從腹瀉中解脫，完全康復。這神來一筆的想法，到現在還驚世駭俗。

微生物學進步，以及更多新型抗生素被合成後，用更強的藥物去治療長時間造成的腸道菌落失序的「困難梭狀芽孢桿菌」感染，變成了準則。惟一的例外是一九八三年，瑞典醫師許旺（Anna Schwan），面對一位因為萬古黴素治療「偽膜性大腸炎」無效的患者，一樣用健康的人類糞便為他灌腸，使他也自嚴重的腹瀉中解脫。大腸炎」無效的患者，也使用了健康的人類糞便做灌腸，使患者自嚴重腹瀉之苦中解脫。

澳洲雪梨消化疾病中心的教授柏洛迪（Tom Borody），有位女性患者名叫喬西，去斐濟度假，不幸被一種細菌感染，原本以為利用抗生素就能輕鬆解決，豈料卻造成她更嚴重的腹瀉與抽筋，甚至有了輕生的念頭。柏洛迪查遍文獻，想看看有什麼治療的方式，最後看到艾斯曼的報告。

絕望的喬西同意了柏洛迪瘋狂的想法，找健康的人類糞便替她做「糞便移植療法」（Fecal Transplantation），幾天後，她竟然完全康復，回到工作崗位。

受到鼓舞的柏洛迪，在接下來幾年進行超過五千次糞便移植，有許多腹瀉型的「大腸激躁症」（Irritable bowel syndrome）及「困難梭狀芽孢桿菌」感染的患者接受治療，治療率高達八〇%。

柏洛迪將成果發表於醫學期刊上，一開始被眾人交相指責，美國食品藥物管理局甚至在二〇一三年春天下令禁止此療法。但面對上述棘手患者的臨床醫師，還是有不少人大膽對患者提出此建議，治療了不少情況類似的病人。

這種奇特又使人覺得噁心的療法，目前被醫學界正式稱為「糞便微生物移植」（Fecal Microbiota Transplantation），它能否受到醫學研究的認證呢？二〇一三年，荷蘭阿姆斯特丹的醫師努德（Els van Nood），與其研究團隊在《新英格蘭醫學期刊》發表有關「糞便、藥物對治療『復發型困難梭狀芽孢桿菌』感染患者的研究」。結果發現，用內視鏡把健康人類糞便注入十二指腸，竟然優於以萬古黴素治療，而且沒有復發的現象。

如果你以為上述療法是西方醫學的創見，就愧為炎黃子孫了。早在西元四世紀時，中國醫學家葛洪在《肘後備急方》一書中就寫過，將健康的人類糞便製成「飲料」，提供食物中毒或嚴重腹瀉的患者飲用，有神奇療效。而在《北齊書．和士開傳》中也提到所謂的「黃龍湯」——將人的糞便放在甕中，埋於土裡，久了之後會變成黑色糞水，據言可以解百毒。另外，李時珍的《本草綱目》也將此驚奇藥方稱為「黃湯」。

當今醫學研究對於上述的療法已經有初步概念，注入健康人類的糞便對於病患腸胃道的貢獻，是所謂「微生物重整」（Microbial restoration）。其效能和我們口服的益生菌差不多，只是後者偏重單一或少數菌種，不若糞便中細菌的多樣性。

相信本文讓你有些反胃，但不能否認上述的方式自有其一定療效。畢竟在醫學發展上，西方和東方都有「神農氏」的精神，總有一些令人意想不到的療法，在醫師的「無力感」催生下被發想出來，可說是異想天開。否則，曾經是毒藥的「紫杉醇」，或造成畸胚的「莎莉竇邁」，也不會在今日死灰復燃，變成癌症或免疫疾病治療的新寵。遲早有一天，看似奇怪的治病道理，總會找到合理的解釋。

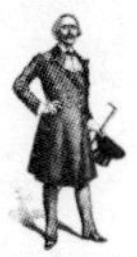

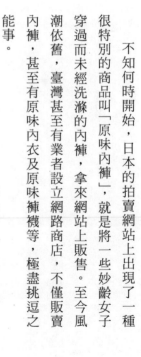

原味內褲裡的老鼠

——曾經主宰科學界的「自然發生說」

不知何時開始，日本的拍賣網站上出現了一種很特別的商品叫「原味內褲」，就是將一些妙齡女子穿過而未經洗滌的內褲，拿來網站上販售。至今風潮依舊，臺灣甚至有業者設立網路商店，不僅販賣內褲，甚至有原味內衣及原味褲襪等，極盡挑逗之能事。

第一次看到這種新聞，讓我覺得始作俑者真的太變態了，由此可見日本人的生活壓力確實很大，為了紓解令人喘不過氣的生活枷鎖，有勇氣的人就自殺，使得日本成為自殺率全球數一數二的國家；而比較懦弱的人就往聲色犬馬、淫亂的行業去釋放壓力。

我寫原味內褲，真正的目的是為了表彰法國科學——也是微生物之父——路易．巴斯德（Louis Pasteur）的卓越貢獻。請看以下的故事。

十七世紀，法國有名的化學家海爾蒙特（Jan Baptista Van Helmont），也是醫師，做了一個有趣的實驗。他拿了一位不愛乾淨的女生的「原味內褲」，放入一個充滿小麥的罐子裡，結果在二十一天後，發現一隻老鼠從裡面跳了出來。

海爾蒙特做這個實驗，並不表示他是個心理變態的痴漢，也非譁眾取寵，而是為了證明當時科學界一個重要的觀念「自然發生說」（Spontaneous generation），即生物隨時可由非生物發生。

在巴斯德出生之前，「自然發生說」不是天外飛來一筆的產物，它影響了人類好幾千年的學說。例如古埃及人就覺得鱷魚來自尼羅河的泥巴，而不是牠們父母交配所生下的蛋。另外，被公認是文藝復興時代的「能人異士」達文西，甚至以為青蛙、魚和蝙蝠是星星掉下來而生成的物種。

當時西方每個世代的人物，心目中都有由「自然發生說」變成的生物。再讓我們來看看十六世紀瑞典的大主教奧勒斯·馬格努斯（Olaus Maguns），一位相信「自然發生說」的學者，同時是博物學家，如何看待旅鼠（Lemming）這種生物。

馬格努斯認為旅鼠從稀薄的空氣中產生，經由風的吹拂，最後會掉到人們的頭上，尤其是靠近赫爾辛基（Helsinki）一帶。這樣的誤解可能是旅鼠旺盛的生命力所致。體型瘦小的旅鼠在北極活動，雖有冬眠的習性，但由於妊娠期只有二十到二十二天，一年能生七到八次，每次可產下十二隻幼鼠。嚇人的是，小旅鼠在出生十四到三十天後便能交配，所以一年之內，族群的數量可以增加十倍以上。

馬格努斯的觀點不是什麼奇怪的事，同時期學者齊格斬（Zeigler）則附和說：「這些旅鼠是在暴風雪中，從天而降，而且死於春天茂盛的草裡。」這頗具詩意的見解，證明他也是「自然發生說」的擁護者。

一個世紀後，丹麥醫師歐爾·沃姆（Ole Worm）發現旅鼠身體有類似睪丸的組織，因此認為旅鼠和其他動物一樣，也是經由交配而生下。但當時的主流科學家並不相信，還不斷攻擊與恥笑他，視他為異端。

至於我們熟知的巴斯德就聰明一些。這位有名的學者一開始是研究化學的專家，有一次接受葡萄酒業者委託，想解決「葡萄酒放置過久會變酸」的問題，於是開始研究酒的發酵過程，發現是微生物增長所造成，而酒會變酸和發酵的情形類似，不過是由不同的微生物所引起。此發現改變了製酒業常久的錯誤，因為他們認為發酵是「自然發生說」，只是純粹的化學變化過程。

巴斯德發明了一些消毒方式，利用加熱去除某些微生物，目前我們飲用的牛奶和一些飲料仍沿用此法。

因為研究葡萄酒為何變酸，巴斯德開始想挑戰「自然發生說」。最後他經過多次試驗，設計了一種鵝頸瓶，把煮沸過的肉湯放入其中，使細菌無法由空氣進入，在其中生長，否定了「生物隨時可由非生物發生」的觀點。

很有趣吧！「原味內褲會長出老鼠」是「自然發生說」的重要觀察，而推翻此一觀點的巴斯德是位化學家。更有趣的是，這位奠定今日微生物研究的學者，死後爭議不斷，有人說他是虔誠的天主教徒，相信上帝與永恆，深信今世賦予我們的從善力量將一直持續到來世。而他的子孫卻說他只相信天主教中的靈性，儘管信仰上帝，卻更接近自由思想家，反對將科學與宗教混為一談。

有人質疑巴斯德竄改研究結果，是騙人的科學家，也有人為這位「細菌學」研究先驅辯護。姑且先將科學論戰放一旁，單單以「鵝頸瓶實驗」打敗主流的「原味內褲實驗」，我就已經把他當神一樣地看待了！

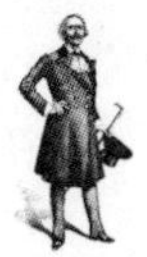

催眠小狗的奇妙山洞

——二氧化碳做為吸入麻醉的歷史

一八六九年，馬克．吐溫（Mark Twain）到歐洲與中東旅行，以詼諧的文筆發表所見所聞，並在一八六九年出版《傻子旅行》（*Innocents Abroad*）一書。阿拉巴馬大學研究美國史的學者梅頓（Teffery Alan Melton）認為此書是馬克．吐溫在世時最暢銷的書，也是美國歷史上最暢銷的個人遊記。

馬克．吐溫參加巴黎世界博覽會（International Exposition）之後，開始遊歷許多國家，從當時由拿破崙三世統治的法蘭西第二帝國，途經義大利黑海到聖城耶路撒冷。在旅行的過程中，他投稿到美國報紙，成為專欄，相當膾炙人口，其中有一則紀錄說到他參訪維蘇威火山附近的名勝Grotta de Cane（英文叫 Cave of the Dogs，意即狗洞），位於那不勒斯（Naples）的波佐利（Pozzuoli）。

十七世紀到十九世紀時，英國貴族子弟流行由教師陪同展開「歐洲巡遊旅行」（Grand tour），而此處是他們必定參訪的地方。這個不到九公尺長的洞穴為何有名？因為當地的導遊帶領遊客進入那裡時，都會帶著狗或雞同行，表演一個有趣的實驗。

由於位處火山帶，所以此洞穴有火山的噴氣小孔，噴出的氣體以二氧化碳居多。因為二氧化碳比空氣重，所以瀰漫於洞裡的低位處。人走進洞穴只會呼吸到上半部新鮮的空氣，但狗貼近地面，就很容易被大量的二氧化碳所籠罩，不到一分半鐘就會昏厥過去（雞的時間更短）。

如果不管昏過去的狗，牠可能真的會死亡，但是導遊通常會立刻將狗帶出洞穴，用附近的阿格納諾湖（Lake Agnano）的水去潑醒小狗，而不明就裡的遊客往往讚嘆：這真是一個奇妙的山洞，對動物有催眠功能。

波佐利的居民一開始也不知道洞穴為何有如此特異的現象，但隨著科學昌明，十九世紀時就知道是「二氧化碳」搞的鬼。二氧化碳濃度太高會造成昏厥，如果我們進入一個通風差的密閉空間，沒多久就會頭昏腦脹。最悲慘的故事大概是日軍在第二次世界大戰轟炸重慶時，擠滿逃難民眾的六五隧道，因為通風口被炸塌，通風不良，導致數千人被悶死在洞內。

二氧化碳造成的昏厥和醫療史有何關係？在「誰是外科手術上第一位使用吸入性麻醉（Inhalation anesthesia）」的爭奪戰中，英、美兩國的歷史自有不同看法。

第一例外科手術的吸入性麻醉，刊登在一八四六年十一月十八日的《波士頓醫學與手術期刊》（*Bostom Medical and Surgical Journal*），牙醫師莫頓（William Morton）及傑克森醫師（Charles Jackson）用乙醚幫助美國麻州總院的畢格羅醫師（Henry Jacob Bigelow），成功完成一例截肢手術。不過英國某些人卻不以為然。

一九三〇年，在英國爵士威爾康（Henry Wellcome）——目前世界上最大的私人醫學博物館Wellcome Medical Historical Museum and Library創辦人——資助下，英國史學家卡特賴特（E. F. Cartwright）找到一位畢業於愛丁堡醫學院的醫師希克曼（Henry Hill Hickman），確信他是第一位於外科手術中使用「吸入性麻醉」的人。

希克曼在靠近斯溫福德（Swinford）的地方執業，是什麼病都看的醫師。據卡特賴特的說法，他是一位仁慈與優雅、樂於幫助窮苦人家的好醫師，苦思想減輕病患手術時的痛苦。十八世紀二〇年代初期，他展開多次實驗，發現「碳酸」（Carbonic acid）產生的氣體（即二氧化碳）可以使動物「不省人事」（Suspended animation），吸入過多這種氣體的動物，像被繩索懸吊而昏死過去，但不久即「復活」。

這種吸入二氧化碳造成「昏厥」甚至「停止呼吸」的過程，可以讓實驗動物沒有任何痛覺。他曾經用這種方法讓狗完全停止呼吸十二秒、不省人事約十七分鐘，接著替牠做截肢手術，結果狗在醒來後沒有任何不適。

一八二四年，希克曼寫了一封信給一位大公奈特（Knight），將這種方法告訴他，但不受重視。不過這位貴族似乎將信交給了某位朋友，於是《君子雜誌》（*Gentleman's Magazine*）刊登了這種方法，可惜編輯並不領情，說這種無痛的手術方式可能窒礙難行。

一八二八年，希克曼到巴黎旅行，並且停留三個月之久。他曾經將實驗結果寫了一份冗長的備忘錄，上呈給法王查理十世，然後被轉移到皇家醫學院（Medicine of Acadé mie Royale）。三個月後，該會內部會議討論到這份備忘錄，主席裁示一個小組去做相關研究，因為他對此種「長時間沒有知覺，而且可以恢復」的無痛手術深感興趣。

可惜之後沒有任何一份文件或會議紀錄談到相關的實驗，直到十八年後，法國皇家醫學院收到美國牙醫師威爾斯（Horace Wells）的來信，認為「笑氣」（Nitrous Oxide）可以做為無痛拔牙的方法，也應該可以用於外科的無痛手術。收到信的傑拉爾丁（Jean-Philippe Gérardin）這才想起當年的會議，有一位與會人員賴瑞（Baron Larrey），認為希克曼的方法可行，而他本人則是將會議結論擱置不理的元凶。

再說到希克曼，他回到英國也沒有得到支持，之後不再推廣自己的想法，而且不幸在兩年後因肺結核逝世，留下妻子與兩位年幼的小孩。

雖然得到威爾康爵士資助研究的卡特賴特，認定希克曼才是「吸入性麻醉」的發現者，並為他寫出以「英倫先鋒」（English Pioneer）為主題的報告，想替他爭取名分，但學術界一直不領情。因為即便投入二氧化碳的研究，後世學者也認為安全性太低，可以使用的範圍太窄，做為吸入性麻醉可能太危險，不若乙醚或笑氣安全。

但不管這第一名之爭如何，乙醚一開始就占了上風，不管英國人或法國人，都失去研究二氧化碳做為吸入麻醉的先機，所以再怎麼用歷史文件證明希克曼是「外科手術麻醉元祖」，還是貽笑大方。

溫啤酒風潮

——冰涼飲料對身體的危害論

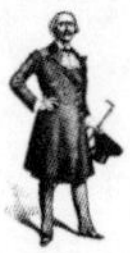

我的一位女同事在結婚後承受了相當大的壓力，因為她身為一位獨子的妻子，沒有替夫家生下一子半女，所以感到惶恐不安。她與夫婿遍訪全臺灣的不孕症名醫，甚至一度考慮做「試管嬰兒」，但因為夫妻各種檢查與指標都在正常範圍而作罷。

俗話說「天無絕人之路」，這對夫妻在某位有相同經驗的同事建議下，尋求一位有名的中醫師幫助。中醫師認為她「身體過寒」，導致不易受孕，即使懷孕也可能無法順利將孩子生下來。連續幾次看診，她開始進行改變體質的計畫。

我不清楚女同事改善體質的計畫，只知道為了達到目的，她每天必須吃一些科學中藥粉，而在飲食上也有許多禁忌，不能碰一些刺激性、辛辣的食物，以及酒精、生冷飲品，所以她不得不放棄在夏日午後誘人的冰涼飲料，以溫開水代替。

說也奇怪，這位女同事之後連生兩胎，終於放下心中那塊大石頭。聽說她因此得到婆婆的歡心，在家中的地位瞬間提升不少。從此之後，其他女同事群起效法，很少訂購手搖冰品，紛紛改以喝溫開水解渴。

女同事自覺不孕的最大的原因，應該是長年愛喝冰涼的飲料害了她！我其實有些不以為然，畢竟還不到有力的醫學研究，證實冰涼的飲料對身體會造成危害。但中、西方都有強烈認同「冰涼飲料危害身體」的支持者。

如果你以「冰涼飲料」（Cold Drink）做關鍵字，搜尋網路，可以發現很多人提出疑問，懷疑冰涼的飲料對身體健康是否有影響？但答案都不是有憑有據的科學論證。所以我會說這是「信仰」的問題，而不是醫學的問題，信者恆信，不信者恆不信。你可能覺得我的回答不負責任，讓我先說一個有趣的故事，相信可以顛覆你的看法。

一六四一年，英國劍橋以格林達爾（Grindal）為首的幾位醫師出了一本小書，倡導喝「溫啤酒」（Warm Beer）的益處，開宗明義寫道：

有一些人認為在口渴的時候喝杯冰啤酒是件令人爽快的事，我也不否認這個事實，但爽快的事通常最危險……你們之中有多少人知道，一些極度口渴的人喝下冰啤酒之後就嗝屁了！

為了強調自己的論點，本書舉出了幾位受害者，例如住在英格蘭馬菲爾德（Marfield）的哈默曼先生，喝了杯冰啤酒之後就一命嗚呼；而另一位患有子宮腫瘤的克拉克太太，也差點因為冰啤酒而喪命；書中也提到一位遠在義大利不願具名的名流，由於長期喝冰啤酒，身體孱弱到無法握住水杯。還搬出希波克拉底斯的理論，他認為冰啤酒在胃裡會使得吃進去的肉變硬。證據就是有人在喝醉酒後「抓兔子」時，發現其嘔吐物中的肉沒有被消化。而溫啤酒則是神丹妙藥，不只可以強肝健腦，還能護心保腎，甚至對於女性的子宮有益。

你若在史料看到，十七、十八世紀的英國曾有一陣子流行喝「溫啤酒」，請不要太訝異！我當然不會不識相地將這個故事告訴任何啤酒供應商，或在朋友間大肆宣揚，免得引發不必要的誤會。但為何開始喝溫啤酒呢？我的疑問在去了村上春樹《我們的語言是威士忌》一書中推崇的蘇格蘭威士忌聖地「艾雷島」之後，得到了可能的答案。

威士忌是將發酵麥汁蒸餾了至少兩遍才得到的高濃度酒精飲品，當地人稱為Uisge Beatha（意即生命之水，源自蘇格蘭古老的蓋爾語）。發明此技術的僧侶會把它與某些藥草浸泡在一起，做為養生與治病之用，流入農家之後，漸漸成為穀物豐收之餘，人們釀來利用的飲料。

發酵的麥汁其實就是啤酒。想在威士忌酒廠喝到剛發酵好、準備蒸餾的麥汁是種「特權」，我有幸在朋友照應下，在艾雷島得到此機會，但因為麥汁是溫的，我覺得喝起來很怪，沒有喝完，沒想到酒廠經理居然直接將麥汁倒回發酵槽。他的行為解答了我的疑問，因為他特別強調蘇格蘭人都很「節儉」。在十七、十八世紀的英國，沒有冰箱及冷藏技術，冰鎮飲料應該是高價飲品，若直接喝剛發酵好的溫啤酒，對商人而言很方便，若醫師也強調飲用的好處，流行是必然的事。格林達爾擁有酒廠，或有親戚在釀酒嗎？這是我合理的疑問，需要史學家去求證了！

回到之前的話題，你一定會問我是否相信女同事順利懷孕，是因為她改變了喝冰冷飲料的習慣。我認為是她改變了很多不好的習慣，讓自己變得更健康之後，才有的結果。當時她不再熬夜，不再久坐不動，而且保持很好的運動習慣，這些因素再加上不吃冰品與刺激食物，才是可以順利懷孕的原因吧！

科學論點穴

——兼論古代麻醉方式

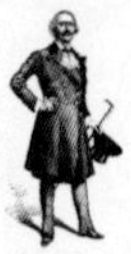

二〇一六年的大學繁星推薦放榜，媒體報導北市東山高中某郭姓女同學錄取了長庚大學中醫系，其中的緣由讓我這位金庸迷露出會心一笑。這位女同學說她高中一年級看完金庸的全套武俠小說，覺得書中的主角張無忌會點穴及針灸，非常厲害，所以立志讀中醫，也希望未來能中、西醫兼修，對病患有更多助益。

相信武俠小說迷對點穴這種功夫一定不陌生，不管是張無忌的九陽神功，還是一燈大師的一陽指，這些功夫高強之人用深厚內力做點穴的攻擊，讓人無法動彈，甚至可以藉此傳遞內功。點穴只是武俠小說作者天馬行空的想法嗎？倒也未必，在少林拳術祕訣中，以及黃宗羲的〈王征南墓誌銘〉都談到有關點穴的功夫。

只是點穴功夫似乎不若拳術、刀槍及擒拿那般好學，所以始終蒙上一層神祕面紗。常有武術高手宣傳自己掌握了點穴的竅門，已經解開其中的祕密，雖然一時引起大眾注意，但最後往往不了了之。歸究原因，或許點穴的功夫和武俠小說說的落差太大，自然引不起大家的興趣。

二〇一五年，《康健雜誌》找中醫師破解點穴的可能性，報導開宗明義指出，以很重的力量壓迫神經節或大動脈，有可能造成局部麻醉或使人昏倒，若重擊聲帶附近也可讓人暫時失聲，但想靠單手點穴取人性命，並非易事，更遑論不用碰到人的「隔空點穴」，到底能對人造成什麼傷害？

用比較科學的觀點來談論「點穴」這門功夫，簡單地說，武術家經年累月練習，訓練出強勁力道，用於攻擊人體比較脆弱的神經或血管處，確實能使人短暫失能，進而被制伏。

西方文化雖無「點穴」的功夫，卻用相同的概念發展出麻醉方法，讓醫師在實行外科手術時可以減輕患者的痛苦。

早在西元前兩千年的埃及神廟，就有圖像描繪醫師壓迫患者的腋窩，然後實施手術。十六世紀的法國外科醫師帕雷（Ambroise Parè）也在截肢手術前，先替患者綁上止血帶。這樣的方法無法引起流行，大概有兩個原因：一是壓迫的時間曠日費時，必須等待許久才能使患者的神經失能，再進行手術；第二是性格所致，大部分外科醫師都是急性子，要我們好整以暇、等待一段時間的方法，沒有效率可言，自然不易獲得多數人青睞。

現代麻醉方法還未導入外科手術時，利用長時間壓迫神經血管，以麻痺患者局部組織的方式，一直沒有被放棄，而且在十八世紀末，有位醫師摩爾（James Moore）還做了改良，他是發明種牛痘預防天花的詹納醫師（Jenner）的好友。

摩爾是蘇格蘭望族之後，當上醫師後還保持著旺盛的企圖心，總是想改進行醫之中所遇到的困境，雖沒有留下紀錄，但我相信他替患者手術時，一定因為沒有適當的麻醉而困擾不已，因此才參考教科書或歷史典籍裡的方法，開發出一種改良式的局部麻醉法。

他利用行醫閒暇時間，研究自己、病人以及被解剖的動物，勾勒出感覺神經的分布圖，因此設計了一套壓迫工具。靠著工具壓住相關的「點」一個半小時，可以麻痺神經涵蓋的範圍，讓患者在感覺遲鈍的狀況下，實施無痛手術。

不只設計器械，摩爾在一七八四年還自費出版了《一個實行多種手術預防或減輕疼痛的方法》（*A Method of Preventing or Diminishing Pain in Severe Operation in Surgery*），這是一本小書，圖文並茂，詳述壓迫神經進而減痛的手術方法。為了推廣，他還親自寫信及贈書給英國的碩學鴻儒，希望他們考慮使用他的方法。

多位醫師接受了摩爾的建議，包括倫敦聖喬治醫院（ST. George's Hospital）的名醫杭特（John Hunter）。他利用摩爾的方法替一位患者做膝下截肢，雖然患者在手術中的舒適度增加，沒有感到特別疼痛，但他卻吃盡苦頭，因為患者在切下肢體後，變得很容易流血。

為什麼用壓迫神經的方法施行手術後，患部很容易流血？道理很簡單，因為神經和血管走在一起，長時間壓迫神經後，血管也會受影響，所以一旦術後放開壓迫的工具，血管容易有反射性充血現象，自然血流不止，使醫師為了止血疲於奔命。

現代麻醉觀念導入外科手術前，依舊用土法煉鋼的方式止血，若是血流量增加，患者容易性命不保，所以對外科醫師來講，「減少出血」一定優於「減少疼痛」。摩爾的方法曲高和寡，沒有人願意使用，因為雖然能讓病人在手術中減少疼痛，卻可能死於血流不止。

摩爾後來放棄這方面的研究，轉而和詹納合作，專心於發展疫苗，之後成為英國國家疫苗協會主席，活到九十八歲才逝世。

從點穴講到「局部壓迫神經的麻醉方式」絕對沒有跳tone，在外科醫師眼裡，這兩種方法的原理應該是相同的。點穴是利用快速高能量的打擊，造成神經短暫失能；而局部壓迫神經的麻醉是利用持續且穩定的加壓力量，造成「神經麻痺」（Neuropraxia），進而達到無痛手術的目的。

今日的上肢手術使用「臂叢神經阻斷」（Brachial Plexus Block），從腋下打入局部麻醉的藥劑，其參考點正是當初摩爾畫出的位置。

我相信申請就讀中醫系的郭同學，日後一定無可限量，搞不好醉心於研究經絡與解剖，可以破解古代點穴的不傳之祕。

● 浪漫的局部神經壓迫麻痺——腕垂症

一九〇二年，倫敦大學醫院外科醫師霍斯利（Victor Horsley）發現了一個有趣的現象：每個星期一早上，來求診的年輕男性增多，而且清一色是手腕無力的「腕垂症」（Wrist drop）。

霍斯利正確診斷出這些患者的上臂橈神經（radial nerve）遭受長時間壓迫，以至於神經麻痺，得到所謂的「腕垂症」。仔細詢問病史，發現這些男性患者都在週末與女友共度春宵，大方地將自己的臂彎讓女友當成枕頭，使上臂橈神經受到一整夜壓迫。所以霍斯利把這個病稱為做「星期六夜晚麻痺症」（Saturday Night Palsy）。「麻痺」（Palsy）後來被改成「神經失用症 」（Neuropraxia），因為此現象是暫時的，幾天後就會恢復正常。

霍斯利和摩爾一樣，曾經想利用這種麻痺症的原理，做為施行局部麻醉的辦法，但是當時已有古柯鹼的局部麻醉注射液，因而作罷。

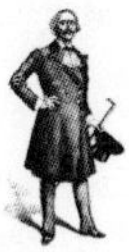

星期一症候群

——硝化甘油使用史

相信企業主和勞工都有點害怕星期一，因為某些人在星期一早晨進辦公室，不只看起來精神不振，甚至臉色蒼白，始終無法把注意力集中在公事上，有的人還會感到沒來由的頭痛與胸悶，無法進入工作狀態。嚴重的人會無法與同事好好溝通，或忍不住和客戶吵架等。

以上情況，國外稱為「星期一症候群」（Monday Syndrome），英國人講得隱晦一點叫「藍色星期一」或「憂鬱星期一」（Blue Monday），也有人直接稱為「星期一疾病」（Monday Disease）。

衛生福利部及臺北市衛生局的統計資料都顯示，星期一的自殺率比其他日子來得高。日本厚生省及勞動省的統計也出現了一樣的現象。星期一不只自殺率高，腦中風、心肌梗塞的發生高峰也集中在這一天早上。

由此看來，星期一的不適症真的源自身心調適不良，可能肇因於對假期的留戀，不過最根本的還是對工作缺乏熱情，或是壓力過大，所以才不想面對。

我不知道醫學史上，誰首先注意到這樣的問題，但我知道一種發生於十九世紀中後期，不是因為「精神狀態調整不佳」而造成的星期一疾病。雖然醫師一開始也以為這病是因職員的工作態度不好。

十九世紀六〇年代，諾貝爾（Alfred Nobel）改良了硝化甘油（Nitroglycerin），以爆炸油（Blasting Oil）的名稱申請專利，之後成立工廠生產炸藥。可是每到星期一，工廠就有不少員工出現不適的症狀，包括頭昏目眩、噁心嘔吐、心跳加速等，甚至有人昏倒。

不過星期二之後，這種情況會慢慢好轉，不適的人數會愈來愈少，直到下星期一又出現同樣的情況，不明就裡的醫師就以Monday Disease來說明。

瞭解硝化甘油的特性之後，才知道它會被吸收到身體裡，使血管內產生一氧化氮，造成血管擴張，所以它成為治療冠狀動脈阻塞引起的「心絞痛」的良藥。這段過程並非一蹴可幾，是很多不怕死的醫師或其病人勇敢地嘗試「硝化甘油」的結果，才把殺人的炸藥變成救心的良藥。

瞭解硝化甘油工廠員工星期一疾病的成因，所以有口服硝化甘油的藥錠出現後，醫師以「用藥間隔」的變化方式，避免它產生效果變差的狀況。

硝化甘油工廠員工的星期一症狀，是他們的「耐受性」變差的關係。人體在一開始吸入硝化甘油時，由於一氧化氮作用強大，使得血管擴張，造成頭昏、噁心等不適症狀，但經歷固定時間的吸入後，耐受性變好，於是身體逐漸調適，不舒服的症狀減輕。但週末休息後，身體裡早已沒有硝化甘油存在，於是星期一進入工廠上班，有些人就開始又產生強烈的血管擴張現象。

知道有所謂的「耐受性」，藥廠研究出短效型的硝化甘油藥劑，即使患者要天天服用，醫師都會開出「非固定間隔時間服藥」（Eccentric dose），不要病人像服用抗生素那樣，在固定的時間服用，避免產生「耐受性」。

故事還沒說完，我還要分享多年前一位中醫師患者和我的對話。他是一位冠心症患者，雖然接受過冠狀動脈支架植入術，但偶有胸悶不適的情形，他和我談到了有關硝化甘油舌下含片的作用機轉：

「蘇醫師，發明舌下含片的外國醫師應該有中醫的底子！」

「此話怎講？」

「中醫理論說『心開竅於舌』，所以在心絞痛時把硝化甘油片放在舌下是最快的途徑！」

我只能苦笑以對，因為這超出我能理解的範圍，我一點概念也沒有；直到研讀過硝化甘油治療心絞痛的歷史，才知道那位中醫師的理解是個美麗的錯誤。這要說到十九世紀最先以身試藥的英國醫師菲爾德（A. G. Field）。

菲爾德將濃度一%的硝化甘油泡在酒精溶液裡，成為他的製劑。由於對這種不穩定的爆炸物太過恐懼，他嘗試時，只用舔的或把硝化甘油滴在舌頭上，之後果然出現上述炸藥工廠員工的症狀，也讓無數醫師群起效尤，都把硝化甘油直接滴在舌頭上，體會那種衝擊感。

我想菲爾德若不喜歡硝化甘油的味道，當時把它混在牛奶、咖啡或白蘭地中服用，今天使用硝化甘油的方式可能就不一樣了，搞不好得像喝三合一咖啡，必須以熱水沖泡飲用，有心絞痛的人說不定還得隨時帶著保溫杯。

而提到星期一的憂鬱狀況，我在此提供一個可以化解的淺見，就是每天規律地生活，週末讓自己有活動的機會，特別注意不要在休假時放縱自己的「生物時鐘」，否則星期一上班就無法將心神及臟腑歸位，使得頭痛及心神不寧的狀況可能隨時出現。也切記不要大吃大喝，或「八風吹不動」當沙發馬鈴薯（Couch Potato）。根據醫學研究，這兩種人的壽命最短，併發症最多，也最容易和我在門診、手術檯上相逢。

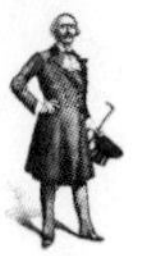

男性流感
——男人比女人孬？

二〇〇六年，英國雜誌《*Nuts*》（有人翻譯為瘋子）做了網路問卷，據公布的資料顯示，參與調查的人數高達兩千人，而提問的重點是「罹患感冒」對工作及生活上的影響。相關內容一公布，掀起英國社會不小的論戰，甚至還引發某些國家的討論。雖然該雜誌不是以「科學實驗論證」為主的雜誌，所以其公布的內容有欠公允，但我們還是可以試著看一下。

根據問卷統計，男性在感冒後約有六四％請假，而女性只有四五％；請假天數，男性平均三天，而女性是一．五天；男性每年花十八英鎊買感冒藥，女性只有十二英鎊。對於生病後的態度，男女的表現也不盡相同，有八二％的男性認為感冒的人應該躺在床上多休息，而女性同胞則認為多做些運動、出出汗，反而可以好得比較快。

英國媒體的文化和臺灣似乎差不多，在《*Nuts*》發表調查結果後，一堆報紙立刻引用，還下了聳動的標題：

·《鏡報》（*The Mirror*）：男性流感（Man Flu）確實存在。

·《女性第一》（*Female First*）網站：男性流感被證實了。

·《獨立線上》（*Independent Online*）：男性流感不再神祕。

·《每日記錄》（*Daily Record*）：我們對男性流感不再嗤之以鼻。

很多媒體引用「男性流感」（Man Flu）這個貶抑之詞——意即男性得到感冒之後比較容易裝「孬」，除了不想工作的比例增加，比女性更想賴在床上養病。

正反雙方的意見傾巢而出，在還沒有說到後續的爭議之前，我想引用學者伯伊頓（Petra Boynton）的觀點，先對以上的問卷做一番評論，以免讀者隨之起舞。

首先，錯誤的題目不會引出正確的答案，所以伯伊頓說這篇問卷充其量只能當成新聞來看，不是有科學證據的資料。誠如他所言，《*Nuts*》的問卷樣本無法代表全體民眾，因為這份問卷開宗明義就邀請網站上的讀者去回答有關「男性流感」的問題，答題的人大概都已經戴上有「有色眼鏡」去瀏覽問卷，能否公允地作答已有疑問；加上女性網友更容易受到「男性流感」的標題影響，無可避免的優越感使得她們說出假答案。

其次，問卷提到的是「流感」或「感冒」，沒有明確定義，怎能得到正確結論？感冒的症狀較輕，英國人不會像臺灣人到處看醫師；而流感就不一樣了，除了症狀可能較嚴重之外，對於是什麼流感所傳染，還需要快篩測試，絕不能三言兩語定義Flu這個字。所以看到《*Nuts*》編輯對「男性流感」寫了如下結論，有概念的讀者都會覺得很武斷：「我們都知道男性流感非常真實，而且是殺傷力很強的疾病。」

此結論引發的討論如同今日臺灣「淺碟型」的媒體文化現象，只有官方的資料與正統的科學研究，才能在氣勢上蓋過它們。英國國家廣播公司特別為了男、女性上班請假的問題，詢問了英國國家統計辦公室（Office of National Statistics），以四十歲來看，男性大約有二%的工時請假，是女性的一半左右，直接打臉「男性比較喜歡請假」的結論。

但看了上述資料，美國多位學者卻認為女性請假較多，是為了家庭，畢竟她們比較會照顧人。其中又以卡加利大學（University of Calgary）的社工李永彰（Yeonjung Lee）博士所做的研究最徹底，她統計五千位五十歲到六十一歲的女性工作者，發現她們請假幾乎都是為了小孩、丈夫、親人，自己需要請假時，反而瞻前顧後、考慮很多。

正統的科學研究強調女性免疫系統比男性厲害的結論，似乎可以為「男性流感」解套，最有名的就是劍橋大學的奧立佛·雷斯帝夫（Olive Restif），二〇一〇年，他帶領的團隊在《生物科學雜誌》（*Proceedings of the Royal Society B:Biological Sciences*）上發表〈性別免疫防衛差異的演化〉（The Evolution of Sex-Specific Immune Defences）一文，認為男性在演化中比較容易有危險行為，因為他們曝露的機會較多，被感染的風險較高，使得免疫系統較弱。而女性由於負擔較大的生殖責任，所以有比男性強壯的免疫系統。這樣的觀點得到澳洲昆士蘭學院的約翰．厄珀姆（John Upham）等人證實，在有關鼻病毒（Rhinovirus）的研究中，他們發現停經前的女性，對該病毒的免疫力較男性及年長者好。

以上主張並非創見，科學家發現在青春期過後，女性有過敏、腸道功能失調、肥胖、自體免疫疾病的機率多於男性，而「強壯」的免疫系統是女性得病的主要原因，有不少人認為是受女性荷爾蒙的影響。

我扯得太遠了，但不能否認「男性流感」曾在網路上引起漣漪，在英國網站上有許多討論，而歐美其他國家，甚至亞洲，對此一議題的興趣似乎不大。或許如網友邁可卿（Jamine Mckean）所言，應該是十九世紀英國文化的影響，雖然來源已不可考，可能是操持繁重家務的英國主婦看到老公因生病而偷懶，為此所發出的不平之鳴，因而衍生出「男性流感」這樣的貶抑之詞。

我倒是希望用「鐵漢柔情」來形容這種情形，畢竟男人也有脆弱的一面，工作疲累造成抵抗力偏低，偶爾偷懶一下也沒有什麼不好，女性同胞可不要因此對另一半頤指氣使。

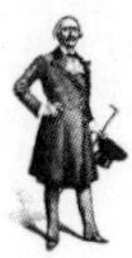

父親的脂肪瘤

——醫療理賠知多少

根據近來的媒體報導，臺灣的壽險業者因各大醫學中心興起以「達文西機器人手臂」實施手術的現象，造成醫療理賠急遽上升，頗有「賠錢」在做的心情。

「達文西機器人手臂」實行的手術，讓外科醫師不用在手術前用刷子潔淨雙手，再穿上無菌手術裝備，執行「血肉模糊」的手術；只要在機器架設好之後，坐在3D螢幕前，像打電動玩具一般，控制機器人手臂進行手術，其效果的確比傳統方式略勝一籌，因為病患不需要開腸剖肚，只要幾個能置入機器人手臂的孔洞，便能達成開刀的目的，這樣的手術有傷口小、恢復快的優勢。

可惜上述手術的費用不低，最大的花費是機器人手臂必須用到的「特殊材料」，通常只能使用一次，要價新臺幣二十多萬，沒有健保給付。若患者有額外的醫療保險，這項手術完成後，只要帶著醫師的診斷證明書，就可以向保險公司申請給付，通常不會被刁難。

經過我的解說，相信你可以瞭解壽險公司的苦衷，因為醫療理賠有上升的趨勢，讓他們損失不小。看到有關的報導，讓我想起一位名為小玲的醫師助理，她家裡發生了有關醫療理賠的趣事。

小玲的母親有「三高」的毛病，在其他醫院看門診領取藥物控制，其中的阿斯匹靈（Aspirin）讓她母親吃了之後很難受，因此找我想辦法。

阿斯匹靈這種「抗血小板製劑」算是稀鬆平常的藥，雖然醫學研究顯示它能降低心血管疾病併發症，但是副作用也不少，常常讓服用的患者有很厲害的腸胃道症狀，輕者胃酸過多或噁心嘔吐，重者可能造成腸胃道出血，甚至有致命的危險。小玲母親吃了阿斯匹靈之後，有胃脹、消化不良的感覺，讓她看到阿斯匹靈就不舒服。

我替小玲的母親安排了腸胃科門診，她接受了胃鏡檢查，結果除了胃黏膜有些紅色的小點外，基本上沒有大礙，所以又被小玲帶到我的門診。對於這樣的患者，我實在沒有多大的勇氣「忤逆醫療常規」，叫她乾脆不要吃阿斯匹靈，只得迂迴地說有另外的選擇，就是自費買「保栓通」（Plavix）來吃。

保栓通是新型的「抗血小板製劑」，健保給付的條件有點嚴苛，除了接受冠狀動脈氣球擴張術合併有支架置入的患者之外，另一種病人就是服用阿斯匹靈之後，不幸有「胃潰瘍」，才可以使用。這也是我替小玲母親安排胃鏡檢查的最大原因，顯然她不符資格。

我用電腦替小玲的母親試算，如果自費買保栓通，大概一個月要一千五百元以上的額外花費，她聽了之後面有難色，想要放棄，只是與她一起前來的丈夫，卻不斷搓著她的背，直說「沒有問題，自費就自費，只是小錢」等話來規勸。

「大不了我再去割一下就有了！」小玲的父親竟然撂下這句話。

結果他們一家三人都露出詭異的微笑。小玲的母親爽快地答應自費買保栓通，我當然不明白其中轉折，事後小玲才告訴我箇中祕密。

原來小玲的爸爸早年像老鼠會一樣，被某個親戚拉攏，買了其保險公司的醫療險，之後幾年身體一直相當健康，所以不斷繳錢卻沒有任何回饋。直到他背上的脂肪瘤造成疼痛，接受外科手術切除，因此得到一筆理賠金。沒料到，此舉讓他找到「賺外快」的方法。

他接受拉他加入保險的親友建議，開始鑽條約漏洞，若需要現金就去醫院看診，要醫師割個脂肪瘤，用手術換一筆理賠金回來。而小玲的父親因為體質關係，身上有幾十顆大大小小的脂肪瘤。

「大學的時候，每學期註冊前，我老爸就會去醫院割一下，學費的負擔就會小一點！」小玲如是說。

我聽了之後有些啼笑皆非，不得不佩服小玲父親的智慧與勇氣。說他是承擔也好，亦或是貪小便宜也罷，總之，當年因為類似老鼠會而參加的醫療保險，居然因為身上的脂肪瘤替他扳回一些損失。

如同原本可以用傳統手術的患者一樣，「達文西機器人手臂」替他們討回不少保費，你可以說「道高一尺，魔高一丈」，但那些民眾可是清清白白地爭取自己的權益，比那些訛詐保險費，甚至因此鬧出「殘廢」或「人命」的個人或集團高貴得多了！

「我母親這次大概有兩年免費的保栓通可以服用了！」小玲之後又如是說。我聽了只能苦笑，用大姆指對她比了個讚，因為我相信只要她父親健在，她母親可以吃到的免費保栓通，一定不只兩年分。

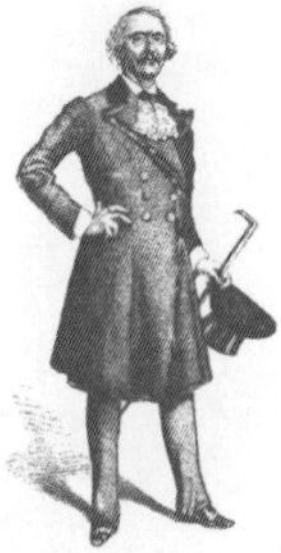

chapter three

3

怪奇的治療工具與方法

武器軟膏與慈悲藥粉

——治療傷口的稀奇藥方

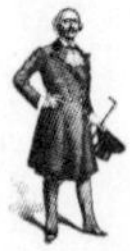

武俠小說的讀者都會對故事主角使用的絕世武功深深著迷，例如獨孤九劍、彈指神功、蛤蟆功等。這些書中的武林高手，人人都準備或用過「金創藥」，其中我覺得最神奇的莫過於「黑玉斷續膏」。

黑玉斷續膏出自金庸的《倚天屠龍記》，為金剛門的獨門祕藥，外表呈黑色，氣息芬芳清涼，藥性極為神奇，常人手、足、身體、骨節若遭受重創而傷殘，敷上此藥膏後仍可痊癒。若傷殘時日長久，骨傷已癒合者，則需先將其斷骨再折斷，之後敷上此藥膏。張無忌曾用此藥治癒了殷梨亭，還有殘廢了數十年的俞岱岩。

我並不清楚黑玉斷續膏是否存在，但確實有金創藥，它在傳統中醫裡稱「封口金創藥」或「刀尖藥」。各醫家祕傳的處方不同，通常由各種具有止血、消炎功能的藥草混合，有時加入動物骨頭或礦石輾磨而成，能治療跌打刀傷、快速止血，甚至能幫助肌肉、骨骼與韌帶復原。

或許是我醫療史的科普文章寫多了，某位醫界的朋友（應該也是個武俠小說迷）居然給我出了考題，問我西方醫學史裡有沒有類似金創藥的東西。老實說，這很難類比，不過西方確實也因為戰爭頻仍、軍人常常受傷，發展出不少能快速止血，甚至「希望」加速傷口復原的藥方，只是沒有武俠小說寫的那麼傳奇罷了。

既然提到「金創藥」，就不得不介紹一種在十六世紀後期開始流行的「武器軟膏」（Weapon Salve），說它是「西方的金創藥」也不為過，其發明的緣由饒富趣味。

或許是出於慈悲心，抑或是沒信心能妥善處理傷口，這種軟膏不只可以塗在病人的傷口上，更能塗在武器上。天真的發明者認為被塗有軟膏的武器砍到，傷口會快速癒合、好轉。因說法紛亂，無法確認到底誰是發明武器軟膏的人，但它的流行卻是因為高克蘭紐斯（Rudolf Goclenius）整理出的小冊子。

高克蘭紐斯生活於中世紀，是一位古怪醫師帕拉塞蘇斯（Paracelsus）的信徒。究竟武器軟膏的成分為何，我們來看帕拉塞蘇斯提出製造軟膏的方法：

> 將最近吊死的小偷其腐敗屍身的頭蓋骨長出的苔蘚取下來，加一點木乃伊粉末、溫熱的人血，以上各一盎斯；死人的脂肪兩盎斯；混入各兩德克拉（一種計量單位）的亞麻籽油、松節油、亞美尼亞的紅玄武土，仔細在研缽中磨碎……

看到這種配方，你一定會想起童話故事《白雪公主》裡的巫婆，利用滾燙的鍋子，攪拌著一些莫名其妙的東西……

高克蘭紐斯不只是武器軟膏的愛用者，更相信所謂「Action at a distance」，這句話翻譯成「不用碰觸物體，就可以讓它移動的力量」。如果沒有《星際大戰》這部電影，此句還真不好翻譯，我翻成「原力」，你應該能心領神會。導演喬治．盧卡斯（George Walton Lucas）雖然未必是武俠小說迷，但他的概念搞不好來自高克蘭紐斯。

武器軟膏在十七世紀時，由英國一位名不見經傳的朝臣克納姆．迪格比爵士（Sir Kenelm Digby）發揚光大。他在軟膏裡加入一些不知名的成分，更名為「慈悲的藥粉」（Sympathetic Powder），相信塗在武器或工具上，可以讓該器具製造的傷口快速癒合。

一六五八年，迪格比爵士在法國蒙彼利埃（Montpellier）的演講中，提出兩個有名的案例。一位名叫哈威爾（Howell）的人在與人決鬥中被劍刺傷，因為內衣泡了這種慈悲的藥粉，所以傷口很快就好了。而另一位木匠就沒有這麼幸運，他在工作時不小心被自己的斧頭砍傷，卻因為這把斧頭曾經從牆上的掛鉤墜地，塗布的藥粉被抖落殆盡，所以傷口沒有藥粉的魔力加持。

這麼有魔力的藥粉一定有其他用途。十七世紀，英國政府重金懸賞如何正確測出各地區的「經度」，因為若有經度標示，就可以找出通往世界各地對應的時間與距離，對當時海上航行與海權爭霸相當有影響。有人想騙賞金，竟然異想天開，說可以利用「慈悲藥粉」來測量經度，方法很瞎。他建議帶一隻刻意被弄傷、並用繃帶包紮傷口的狗，跟著船隻航行，當水手在特定時間用此藥粉的水溶液滴注繃帶時，狗叫的時間就可以成為測量經度的參考——他當然得不到賞金，還淪為笑柄。

說到武俠小說裡的黑玉斷續膏及金創藥，讓我回顧了西方醫療史出現的武器軟膏與慈悲藥粉，是否也讓你感到驚奇呢？相信這世界不只華人才有豐富的想像力，如果高克蘭紐斯和迪格比出生在現代，想必不會讓古龍、金庸等大作家專美於前吧！

安全棺材

——對過早埋葬的恐懼

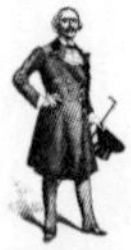

我之前寫過文章探討十九世紀風行於歐美的「中途停屍間」（Waiting Morgues）（見《暗黑醫療史‧守靈與中途停屍間》），心中有一個疑問，為何有些西方醫師將Premature burial（過早埋葬）的恐懼升到最高點？深入探討後，有以下心得。

首先談到西方的宗教觀，「死而復活」是信仰中不可或缺的奇蹟。根據耶大雅聖經園地的整理，能《聖經》中提到死而復活之處，有一百七十二次，其中《舊約》有五次，而《新約聖經》則有一百六十七次。耶穌基督不只使很多人復活，自己更在死後不斷向人們顯現其復活。今日的復活節，據稱就是為了紀念耶穌基督在十字架上被釘死後，在第三天復活的奇蹟。

接著談西方世界揮之不去的致死傳染病，例如鼠疫、天花等，感染之後，很多人狀似死亡，被送去埋葬，但是後人在整理其墳墓時，發現棺材裡盡是混亂抓痕，所以判斷是「未死亡」就被埋葬。尤其在十九世紀，霍亂在倫敦大流行，很多脫水的病人只是虛弱到無法發出聲音，或以人力測量不到生命徵象，因而被「活生生」地埋葬了。

過早埋葬，其實是當時生命徵象監測器材不夠精確的緣故，無法判斷真正的死亡。不過弔詭的是，即便今日儀器的精確度進步了，仍不時有新聞報導，「死不瞑目」的人在大家驚呼中復活。我只能說，不到最後關頭，還是有例外，總會有臨時被逐出天堂、地獄，打回人間的病人。

既然無法藉由醫療專業判定「真正死亡」而下葬，從十八世紀末開始，陸陸續續有人苦思，希望即便被裝進棺材，甚至下葬，若沒有真正死亡，都還有補救的機會。

德國的費南迪公爵（Duke Ferdinand of Brunswick-Wolfenbüttel）設計出所謂的「安全棺材」（Safety Coffin）。棺材上方會打個大洞，裝上玻璃窗，也有管子提供外面的新鮮空氣，更重要的是棺材沒有被釘死，而是鎖上的。被埋葬之人穿的壽衣裡有兩把鑰匙，一把可以打開棺材，另一把可以打開墓室的門。

這種設計當然不會流行！因為光是棺材飄出的屍臭，就讓人無法接受了，誰還敢靠近墓園！

到了一八二二年，一位名叫嘉次茅斯（Adolf Gutsmath）的醫師，據說設計出一種棺材，可以透過連通到地上的管子，將湯、點心、食物，甚至酒，送到被埋在地下的棺材內。他曾經公開表演被活埋在自己設計的棺材內，挺過了一段不算短的時間。

我想這種設計也不是很討喜，死而復活的人最想做的應該是呼吸，而不是吃東西吧（難道速食店得在墳場開分店嗎！）不過，他的發明也不是沒有啟發作用，相信美國魔術師——在地底棺材及空中懸吊棺材中，僅靠水度過很多天的布萊恩（David Blaine）——其靈感八成是竊自嘉次茅斯。

有位和嘉次茅斯同一世代的發明家塔伯格（Johann Gottfried Taberger）也發明過「安全棺材」。他將有系統驅動的繩索綁在往生者的手上（圖四），如果他真的復活就拉動繩索，使墳墓上的鈴聲大響。有一次，他帶著一群人去墓園參觀他的精心發明，結果某墓地的警鈴發出聲音，觸動大家敏感的神經，於是打開了這位剛下葬者的墳墓；結果在棺材打開瞬間，參觀的人嚇得四散逃竄。這時才發現鈴聲會響的原因，原來屍體腐敗之

圖四

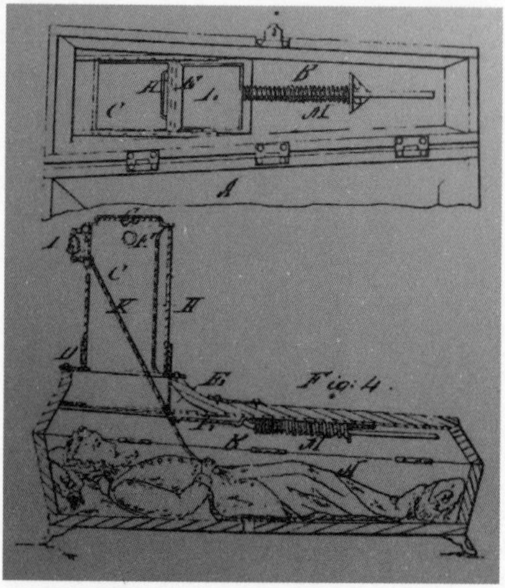

後，在棺材裡產生了穢氣，造成棺材內壓力改變而拉動繩索，觸動警鈴。

我們再看另外一個故事。

一位名叫泰伯（William Tebb）的英國實業家，自認是全方位的社會改革者，在一八九六年成立「倫敦預防過早埋葬協會」（London Association for the prevention of Premature Burial）。他在一九一七年過世時，遺言交代，等屍身發生腐敗後，才能將他安葬。可想而知，等屍體真的腐敗後，他的家人已經沒有勇氣替他準備「入土為安」的儀式，氣味實在太難聞了，只能快速火化。

圖五

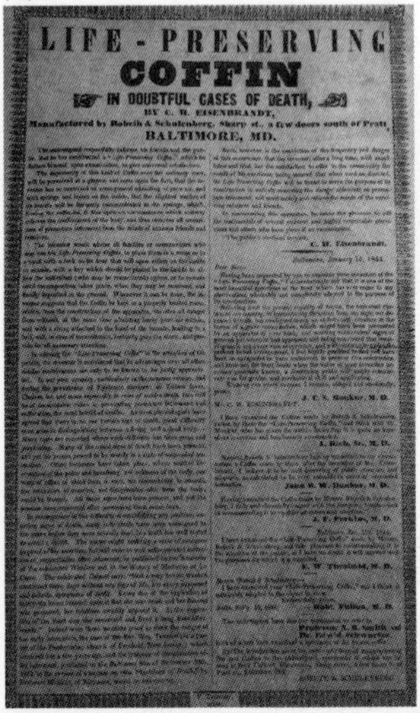

美國第一位設計「安全棺材」的是艾森伯朗醫師（Christian Eisenbrandt），利用埋在棺材板中的彈簧，讓死而復生的人可以拉下開關而打開棺材。他在一八四三年申請專利，而且四處廣告，促銷此產品（圖五）。我們用膝蓋想也知道此發明不會流行，只要人下葬了，棺材被覆蓋的土壓住，即便拉下開關也打不開。

歷史學者弗萊克（Richard Van Vleck）替美國類似的專利做了整理，發現從艾森伯朗醫師到一九八三年的嘉查德（Gauchard）為止，至少有十五個以上的專利問世，充分發揮了人類的豐富想像力。我覺得一八八二年克理其包姆（John Krichbaum）的設計十分有趣（圖六，可以查美國專利局的專利碼US Patent No. 268,693）。他在棺材與地面設置一個轉輪，而這個轉輪有個像潛望鏡的把手，直接與躺在棺材裡的人連接。若死而復生，轉動把手就可以撥動地面上轉盤的刻度。墳場管理員只要每天檢查墓碑上轉盤的刻度，就知道棺材裡的人是否有動作。

最猛的發明者是十九世紀末的美國醫師史密斯（Timothy Clark Smith）。他深怕自己非真正死亡而被下葬，於是設計了類似有玻璃的天井，直通棺材，可以直接從地面上的玻璃窗看見他的頭部。一八九三年，他去世剛下葬時，遺囑安排幾位醫師朋友每天來「參觀」，看他是否復活。但一百多年過去了，他的頭現在只剩下一坨黑黑的東西，如果你有興趣，可以去拜訪他的墓園，位在美國佛蒙特州（Vermont）的紐黑文市（New Haven）。

圖六

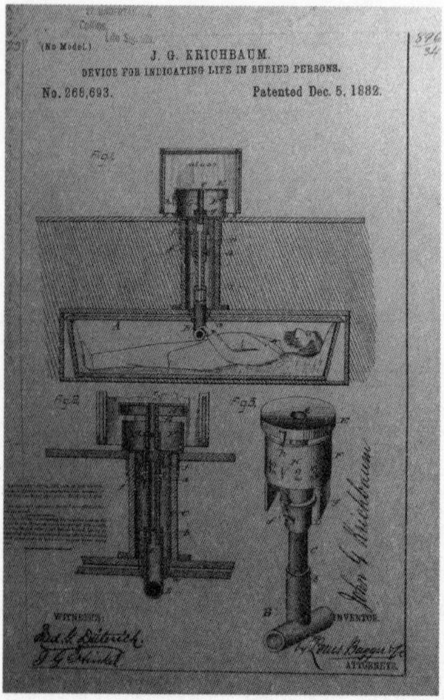

整理這些有趣的歷史，瞭解

了西方人對於「過早埋葬」的恐懼，更驚訝有那麼多才華洋溢的人（其中不乏醫師）設計令人讚嘆的安全棺材。

不過，我覺得這種「來自往生者的訊息」，沒有中華文化有內涵。我們有「守靈」的習俗，讓死而復活的人在下葬前有機會「拍棺」求救。真的到了陰曹地府，還可以藉由「觀落陰」和亡者溝通，這可是比靈媒、碟仙還厲害。法師的鈴聲，加上被紅布條綁著遮住眼睛的兩片冥紙，就能讓活著的人看到已經過世的親人，這大概是設計VR的工程師靈感的來源吧？

圖四、五、六 https://thechirurgeonsapprentice.com/2013/06/26/buried-alive-19th-century-safety-c offins

火車上的性高潮

——震動顛簸治療法

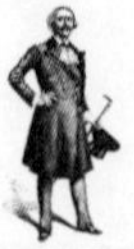

一九九三年初春，下部隊擔任醫官的我被指派為「伙委」，歷時三個月，負責全衛生營的伙食工作，不只要採買食物、開菜單及精算開伙人數，還要避免浪費伙食或弟兄們吃不飽的情況，也要監督廚房環境的衛生。

有人認為長官要整我，浪費我替師部診療處看門診的工作時間；並以訓練為由，讓我嘗嘗當伙委的痛苦，因為以當時士官一天的食物料金，要辦出像樣的伙食，真有些困難。

不過也有人很羨慕我，因為伙委可以明正言順地避免不少公差、勤務，例如清晨必備的五千公尺跑步，還有數不清的操練。不管如何，我欣然接受，因為工作內容對我來說很新奇，而且我也不怕被檢討，反正做了再說。

當伙委最辛苦的是一大早必須跟著大卡車去臺南市的副食供應站採買食材。雖然從車頂與帳棚開口灌進的冷風，吹得讓人不舒服，但在軍用卡車裡，我和其他阿兵哥都可以安然入睡，不管車體因路況造成多大的顛簸，每個人都不為所動。

現在回想起來，那種「顛簸」是很好的助眠劑，彷彿母親推動搖籃的感覺，讓人身心安頓。我總如老僧入定般閉目養神，短暫忘記部隊的紛紛擾擾。如果把在軍用卡車內的顛簸說成是一種治療方式，似乎沒有什麼不妥。

翻開醫療史，有人和我有相同想法，只是他們製造「顛簸」的交通工具和我不一樣。

十九世紀，克拉夫特・埃平（Kraff Ebing）及喬治・比爾德（George Beard）醫師曾經告訴他們的男性病患，可以藉由馬術訓練得到快感及高潮；同一時期的美國醫師更擴大其效能，吹噓可以利用馬術治療陽痿。

他們的立論基礎就是一個字——Vibration，單純地把這個字翻譯成「震動」，似乎無法傳神地解釋那種感覺，所以我選擇用「顛簸」。

馬在路面上行走、奔跑造成的搖擺與震動，對於生殖器的摩擦，是上述醫師們的「治療靈感」。

同時代還有醫師將「搭火車旅行」當成治療的手段，因為當時火車軌道及車體動力的設計，搭火車不若現代平穩舒適。如果你要在地廣人稀的美國藉由這樣的交通方式長途旅行，就非得忍受顛簸之苦。有醫師認為這樣的「運動量」比馬術訓練的強度還大，可以好好運用。

對上述醫師而言，只要搭火車長途旅行，不管男女，都可以善用不穩定的晃動，達到性高潮，其效果和真實的性愛相去不遠。一位名叫查爾斯．威廉．馬爾喬（Charles William Malchow）的美國醫師，因此出版了一本相關書籍，教導民眾在乘坐火車時，利用不斷變換的姿勢，達到不同的刺激效果。

上述的書籍於一八六四年發行第一版，到了一九二三年，根據統計，共六版二十七刷，堪稱是十九世紀末到二十世紀初的曠世鉅著！

書中延伸的觀念揭示，在火車座位上，向前彎的坐姿容易引發女性的高潮，是治療「歇斯底里」的妙方。不過他也警告女性患者，少騎腳踏車及使用縫紉機，可能使得大腿內側過度摩擦而造成手淫的效果，那在十九世紀可是不得了的大事。

這些人並非歷史上首先主張交通工具可以治病的醫師。十八世紀，法王路易十五的首席御醫彼埃爾．西拉克（Pierre Chirac），才應該是可以申請專利的人。

西拉克在當時以「好醫師」著稱，常能「治療好」王公貴族因尋歡作樂、生活不正常造成的胃痙攣和腹痛。他曾經在羅克舍福爾（Rochefort）發生Mal de Siam（當時叫暹邏痛），即黃熱病（Yellow Fever）時，成功治癒某些病患而聲名大噪，被召進皇宮後，沒多久就成為首席御醫。

西拉克治療腹痛的辦法，是讓患者坐上經過改造的驛站馬車，其實就是把座位中間挖空，像廁所的茅坑。第一位坐上此車的人是皇宮侍衛長，他光著屁股坐在這輛車上跑了三天三夜。

西拉克很有自信地說：「馬車在坑坑凹凹的路上顛簸地行走，可以使他體內因腹痛位移的臟器歸位。」他的方法應該嚇得王公貴族沒人敢喊腹痛了！

還好科學昌明，破解了一百多年前的古怪理論，否則今日的火車上，不管平時或假日，應該都坐滿曠男怨女或想重振雄風的老伯，而平穩快速的高鐵可能沒有人要搭乘。

這種坐火車的療法並不是真的那麼神奇，十九世紀中末期，有很多人向醫師抱怨因為搭車而造成背痛，艾里克森醫師（Erichsen, John Eric）出了一本書《坐火車及其他神經系統的傷害》（*On Railway and other Injuries of the Nerve System*），探討病人神經系統受傷的原因。

為何有這樣的患者出現？因為早期的鐵路系統容易有對撞或出軌的情形。改進安全性之後，意外情形減少，卻仍有顧客向火車公司抱怨身體不適，甚至要求補償。

對於這樣的情形，全世界的醫學會議都曾經有激烈的攻防。一八八六年，德國著名神經學家赫爾曼·奧本海姆（Hermann Oppenheim）就主張，搭火車確實會造成肢體的神經受損；而法國學者尚·馬丁·沙可（Jean-Martin Charcot）卻認為這些人根本是歇斯底里，身體沒有問題。但真相到底如何？至今沒有令人滿意的解答。

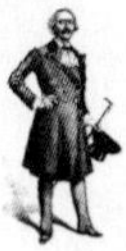

英國拔罐者協會

——瘋拔罐的西方人

長年從事「開心」手術，身體痠痛是每天工作完成後的必然結果，常造成我的困擾。為了快速從疲勞與疼痛中恢復，聽了很多好朋友的建議，嘗試過不少方法，例如復健、皮拉提斯運動。雖然有一定療效，可惜緩不濟急。在其他人熱心幫忙下，也接觸了不少民俗療法，例如刮痧、刀療、火龍功等。

說句實在話，雖然我不懂中醫，但上述某些療法還真的有一定效果。我的急性疼痛常在某位大師的穴道按摩後，暫時改善，雖然效能不見得持久，但至少能讓我在疼痛舒緩的情況下，繼續替患者服務。

你或許對民俗療法頗有同感，或和大部分人一樣望之卻步，但這些療法是幾千年前老祖宗傳下來的智慧遺產，雖然提不出什麼科學上的證據，卻沒隨著時代變遷而被淘汰。

沉浸於醫療史的寫作，讓我養成了愛比較的個性，並從中獲得了許多意想不到的趣味。在西方世界裡，即便已經有「理論完善」的醫療系統，卻依然有不少「另類療法」，充斥坊間，有一定的愛好者。就像我以下提到的治療方式——拔罐（Cupping），不僅在西方世界有擁護者，而且和剛剛提到的民俗療法密不可分。

相信有不少讀者接受過「拔罐」的治療，通常操作者會準備鐘型或碗型的壓克力、玻璃容器，放在患者不舒服的地方，然後利用連在容器後的吸取器，將裡面的空氣抽掉，形成真空的狀態，將被罩住的皮膚「整團」吸起固定。這個動作將會維持幾分鐘，等皮膚變成紅色，甚至黑紫色，才將吸取器放開，讓皮膚與容器脫離。

治療的過程中，患者會感到被吸取的皮膚由脹滿感變成疼痛；治療完成後，該部位會覺得熱熱的，像被熱水燙過，但大多不會特別不舒服。而因此造成的瘀青，通常持續很多天才逐漸褪去。

以西醫的觀點來看，這種治療只是局部微血管被破壞，造成皮下出血，根本談不上什麼效果，更找不到任何科學立論基礎。可是接受治療的人，就連我在內，都會覺得痠痛立即改善，甚至消除。

可能有讀者以為拔罐是中國人特有的民俗療法，但看看西方醫療史，會發現拔罐並非中國人專有，西方世界或許使用得比我們還早，而且依據歷史發展，分為「乾式」與「溼式」兩種。

德國學者艾伯斯（Georg Ebers）發現的古埃及莎草紙，記載西元前一五五〇年，已開始使用所謂的「乾式拔罐」，治療腸胃道疾病。其方法和中國的拔罐方式相同，以燃燒或加熱的方式讓拔罐器具內的壓力產生變化，進而吸住患者的皮膚。此時所用的拔罐道具不外乎青銅製品或動物的角。

希臘、羅馬人承襲埃及人，利用拔罐做為治病的手段，誠如學者塞色斯（Celsus）在其整理的醫學百科全書中提到，拔罐治療的是局部疾病，這種「抽吸」的方法足以使治療部位「重新」回到健康的狀況。這是否和現在某些中醫師解釋拔罐的原理一樣，藉由局部微血管出血，促進血液循環而獲得治療的效果相同。

而「溼式拔罐」是再加上「放血」的方法，希望有加乘效果。操作溼式拔罐的人多為外科醫師，方法是先用柳葉刀在疼痛的位置畫上幾個口子，然後將至少四個拔罐的容器吸附在患者身上，基本上要放出二十盎司（大約五六〇毫升）的血，才算完成療程。

但單純用上述的方法放血，費時費力，於是十六世紀法國外科名醫帕雷就發明了「劃痕器」（Scarificator），由六到二十個鋒利的轉輪構成，放在患者身上用力一拉再轉動，皮膚就會被劃出相同數目的小傷口（原理和農夫犁田的動作類似），然後再接上拔罐的容器。這時期已經有類似今日的手動吸取器，可以很快地將裡面的空氣抽空，加大吸血力量，省下很多時間。

上述拔罐工具並非唾手可得，所以在醫師不趕時間的情況下，有人就在流血的傷口上放水蛭吸血，等牠們「酒足飯飽」、脹滿充血時便會主動捧下來，完成一次令醫師與病患都滿意的治療。但正如在〈水蛭蒐集人〉一文提到的，歐洲大陸由於大量使用水蛭，使得很多國家的水蛭在十九世紀之前絕種，必須仰賴殖民地提供貨源。

這種溼式拔罐加上放血的方法，盛行於十七世紀到十九世紀的歐洲，很多公共澡堂都有特別從事此工作的醫師「駐診」。他們通常隸屬於醫院的編制，靠這種服務領取薪水和分紅，一直到十九世紀末，這種工作才慢慢式微。

你可能認為拔罐治療只殘存在華人生活圈中，但在西方，其實它並沒有和放血療法一樣消失，還有一群擁護者在極力推廣。二〇〇八年，一群拔罐愛好者在英國成立了「英國拔罐者協會」（British Cupping Society），不僅舉辦課程，並試著從宏觀的科學角度去證明拔罐有一定的治療效果。可惜我造訪他們的官方網站，沒看到以科學論證的文章。

倒是有模仿「英國拔罐者協會」的業者出現，發展出一種被稱為Hijama的溼式拔罐治療法，並在二〇一五年五月登上英國國家廣播公司的報導。記者採訪了某治療機構，拍下患者接受治療的照片，負責人宣稱此法可以治療很多疾病，從「枯草熱」（Hay fever）到「偏頭痛」（Migraines）等，似乎比臺灣民眾更深信拔罐的療效。

「英國衛生及疾病管制」的負責官員為此接受記者採訪，他只能稽核這些機構的環境衛生而已，對於治療的方法、宣稱的療效，似乎還無法可管。看來臺灣還比較有法治一點，只要不牽涉放血及宣誇療效，對「拔罐」可以睜一隻眼、閉一隻眼，不像英國政府放任被正統醫學淘汰的溼式拔罐，遊走於法律邊緣。

二〇一六年里約奧運期間，看到很多外國運動選手在比賽後「瘋拔罐」，放照片在推特上分享，感覺那些人像是「劉姥姥進大觀園」，但讀了我的文章之後，讀者們就應該覺得見怪不怪，尤其不能往臉上貼金，說臺灣的民俗療法連外國人也愛，誰模仿誰還真不一定呢！

至於你問我信不信「乾式拔罐」的療效？我只能說每個人的信仰不同，我因為不想和止痛劑為伍，也沒有耐心做一些耗時的治療行為，所以偶爾也去拔罐，算是對傳統民俗療法的尊重。

鴉片以外的古代止痛劑

——冰雪低溫療法

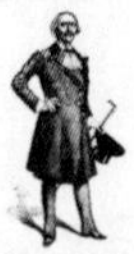

我喜歡看職業棒球，所以不難看到球員們被棒球擊中，臉部表情扭曲的痛苦樣子，有的甚至暫時失去意識。球員被擊中的部位往往立刻腫脹，這時會有防護員上場，除了檢查傷勢，大多立刻給受傷選手「冷凍噴劑」（Cold Spray），以降低該部位急性發炎的狀況，避免傷害擴大。經過上述處理後，球員們多半可以勉強著繼續比賽。

「局部快速降低溫度」是運動醫學這幾十年來重要的即時治療方式，因為運動員在從事高張力的動作時，不管是疲勞或受傷，降溫方法可以讓該部位加速恢復。我們才會看到投手在完投後，手臂被一大團冰塊包覆；更有甚者，例如英國的橄欖球員，在賽後會爭相浸泡在充滿冰塊的浴池裡，以便快速消除肌肉疲勞。

其實以「低溫」來降低身體發炎的情形，早在古埃及的莎草紙上就有相關敘述。西方醫學之父希波克拉底斯提到發炎時，便有利用冰塊來降低其反應的建議，尤其更強調冰塊對止痛的療效。

只是古代沒有製冰機或冷凍噴霧，所以「雪」便成為降溫的唯一物品。中世紀阿拉伯名醫西納（Ibn Sina）在所著醫典裡，有以下描述：「最強而有力的止痛劑是鴉片……而效用比較小的可以利用雪！」冬天唾手可得的雪，如果能在大熱天被利用，或許是神丹妙藥。

十二世紀的十字軍東征，英格蘭國王查理一世（也就是俗稱的獅心王）在阿卡（Accra）包圍戰中，據說因為不堪烈日酷晒，奄奄一息地躺在帳棚裡。他的身體持續發燒，直覺要蒙主寵召了。這時他的對手——穆斯林的蘇丹薩拉丁（Saladin）先禮後兵地送他一些禮物，其中有從敘利亞山上來的冰塊及雪，以及鮮摘的梨子和桃子。

根據當時的紀錄，查理一世利用冰雪降溫、食用新鮮水果後，精神一振，帶領軍隊攻擊，在阿爾蘇夫（Arsuf）一戰重創薩拉丁的軍隊，殺了對方七千名士兵，而自己才折損了七百人左右。有人利用這段記載推斷，查理一世可能利用冰雪來退燒，恢復了精神。

我並不這麼想，倒認為查理一世當時罹患了「壞血病」（Scurvy），而薩拉丁餽贈的新鮮水果，正是治療此病所需維他命C的重要來源。補充了此一養分的查理一世，當然會神奇地恢復，進而大敗穆斯林部隊。

到底是雪或新鮮水果治好查理一世的病，這個問題一直爭論不休；還有另一位傳奇故事中的人物善用雪的功力，讓後世外科醫師佩服不已，他是拿破崙部隊的首席外科醫師賴瑞（Dominique Larry）。先說一個他「因時制宜」的小故事。

一八七〇年，拿破崙與俄國在艾勞（Eylau）的戰爭中，一位上校因為槍傷而無法控制肢體動作。賴瑞為此苦惱著，想盡辦法要取出這位上校身上的彈片卻不得要領，因為受傷的肢體除了顫抖之外，疼痛也讓上校痙攣著。沮喪的賴瑞最後無法可想，只好將怒氣凝聚成一巴掌，惡狠狠地打在那位上校的臉上，使他昏了過去。

那位上校醒來後，顯然對於賴瑞的冒犯耿耿於懷，很不悅地說：「軍醫長官，你怎麼可以呼我巴掌？利用我身體不聽使喚時，趁機顯露我的懦弱？」

無視上校的責怪，賴瑞回答說：「我要向您說聲對不起，上校先生，不過我剛剛從你身上移除彈片，救了你一命，我知道呼你巴掌很不敬，但我利用你昏過去的時間，完成了手術。」

賴瑞利用自古流行的最基本麻醉法——擊昏法（Knock-out blow），完成可能痛徹心扉的手術，這點和宋朝官方記載用來替太監「去勢」的麻醉方式一模一樣，此法確實方便、快速，但也大概是沒想到可以利用「雪」。

拿破崙接下來與俄國的博羅季諾（Borodino）戰役，在寒冬時作戰，賴瑞就讓好幾百位受傷的士兵浸泡在冰塊及雪一段時間，然後替他們截肢。這些士兵雖然因手術而存活，之後卻被柯薩克（Cossacks）的騎兵屠殺。

在醫療史上，這些拿破崙的士兵們不是最慘的，蘇聯與芬蘭在第二次世界大戰期間爆發的冬季戰爭（Talvisota）才最令人怵目驚心。戰事在一九三九年十一月三十日的嚴寒天氣中開打，雙方都運補不易，死傷一樣慘重。當時，雖然正規麻醉投入外科手術已將近一百年，但據記載顯示，很多兩國受傷的士兵在利用「雪」冰凍後，就讓醫師直接動刀。

或許傳承自戰場的經驗，再加上科學進步，在乙醚及笑氣還未發明的前幾十年，就有人設計出可以噴出後迅速降溫的有機溶劑，使皮膚瞬間被凍到失去知覺，因而可以用於表面麻醉，讓外科醫師能切開皮膚做手術。

上述的噴劑是當時外科醫師工具箱內，除了烈酒之外，另一個可以應用的麻醉用藥，也就是替球員瞬間止痛、消腫的Cold Spray的原型。這種低溫治療的方式，在麻醉方法進步後，已經少有人拿來當局部麻醉使用。

二十世紀初，科學家懂得用高壓壓縮造成低溫的液態氣體（例如二氧化碳變成乾冰、液態氮等），醫師就常使用它們去破壞皮膚病變及腫瘤，而Cold Spray就變成運動場上第一線降溫、止痛的「藥品」了！

醫療上使用的低溫療法不只如此，例如心臟外科在手術中使用「體外循環」

時，為了延長使用時間，也利用降低患者體溫的方式，使新陳代謝率降低，減少長時間使用「體外循環」對人體的傷害。神經外科在腦部手術中也會利用低溫方式，降低手術對病患腦組織的損傷。

現今外科醫師在手術之後當然不會放任患者不管，其他團隊會接手幫忙，不會像賴瑞一樣只管截肢手術，但在當時，戰爭使得醫師往往只能眼睜睜地看著無數病患因其他人傷害而死去，他是人不是神，只能「因地制宜、擺脫困境」，遇到殘酷的天災人禍時，放手一搏，其餘的則交給老天爺決定。

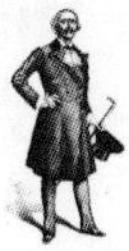

黑奴的私密治療

——鴨嘴器的發明

「種族歧視」在歐美社會是相當敏感的話題，若有人拿來開玩笑，常會引起不小的波瀾（即使我們知道，現在仍有為數不少的歐美人士抱著白人優越主義）。

二〇一六年，奧斯卡頒獎典禮主持人克里斯多福·洛克（Christopher Julius Rock III）開了亞裔人士的玩笑，不只林書豪挺身抗議，導演李安也與許多美國影藝學院的亞裔會員發表措辭遺憾的聲明，雖然人數不多，但也讓主辦單位不得不正面回應，以平息眾怒，並表示日後會謹慎處理相關問題。

「捍衛種族平等」是人類歷史上奮鬥了好久的成果，因為不平等的狀況確實牽制人類社會的發展。各個層面都可見「種族歧視」，醫學歷史也如此，以下談到發明「鴨嘴器」（Speculum）的過程，也逃不過種族問題。

鴨嘴器為十九世紀美國醫師的發明，發明者是有「現代婦科學之父」的希姆斯醫師。十八世紀四〇年代，他在美國阿拉巴馬的蒙哥馬利郡（Montgomery）當家庭醫師，雖然治療不以外科疾病見長，卻曾經治療三位罹患「膀胱陰道瘻管」（Vesicovaginal fistula）的女性黑奴。此疾病是患者的膀胱與陰道間有不正常的交通，因此尿液常不自主由陰道口流出來。

這樣的症狀肇因於婦女自然生產時產程過長，陰道與膀胱因此受傷，最後才有如此惱人的症狀出現，而且會跟隨著患者一輩子。

礙於當時的醫療技術，此類疾病屬於罕見的絕症，就算希姆斯的醫術高明，一樣無能為力，只好打發她們回家，但沒多久又接到一位白人婦女的緊急求助。她剛從馬上摔下來，造成急性骨盆腔疼痛。

希姆斯忽然想起以前教導過他的老師說，患者的疼痛應該來自急性子宮錯位；於是他叫患者趴著，並翹高屁股，用兩根手指往她的陰道捅去，用力往前頂，期望子宮歸位。說也奇怪，患者感到骨盆腔的臟器有位移的感覺，然後疼痛的感覺就逐漸消失了。在此同時，女性患者突然從陰道內爆出大量氣體，發出了聲響。

這激發了希姆斯的靈感，三位女性黑奴的問題似乎有解決的方法。他思考著，如果能設計出一種具有頂住患者的陰道壁，讓氣體能進入陰道內的工具，是否就能看清楚陰道與膀胱連通的孔洞，然後找到解決方法？

有了這樣的想法後，希姆斯前往當地五金行尋找可以改造的工具，選了各種不同尺寸的「白鑞」（Pewter，錫與鉛、黃銅等組成的合金）湯匙，折成不同角度，以便插進上述三位患者的陰道內。

當他使用白鑞製的工具撐開三位女性黑奴的陰道時，清楚看到患者膀胱與陰道之間的瘻管（如他在自傳中所述，清楚到如同「長在人臉上的鼻子一樣」）。看到的當下，他還脫口說：「這樣的疾病怎麼可能不被治好！」

希姆斯似乎過於自滿，雖然他清楚地看到瘻管開口，也用縫線封口，但不是每一位患者都成功。根據他的自傳，從一八四五年到一八四九年間，總共替十四位女性黑奴做了手術，其中一位名為安娜恰的患者，甚至接受了三十次以上的手術。

希姆斯沒有將看得那麼清楚的瘻管開口補好，除了可能因為他不是受過十足外科訓練的醫師之外，更重要的是當時的縫線材質都很差，沒辦法承受組織張力，不是太早斷裂就是很快被身體吸收，才造成反覆手術的難堪之境。直到含有銀材質的縫線問世之後，他的手術成功率才提高，而此時已是一八五二年，安娜恰才脫離苦海。

回到之前所提的「種族歧視」問題。

即便今日，仍有不少醫師發文批評號稱「現代產科學之父」的希姆斯，因為他在替上述十四位患者手術時，都沒有實施麻醉，而是在患者清醒的狀況下手術。他的自傳提到一位名叫露西的患者，在手術過程中變得十分虛弱，感覺像要死了一樣。

基於他自傳中的手術情況，批評希姆斯的醫師覺得他是一位「種族歧視者」，才專挑女性黑奴做為「練刀」的對象，而且過程中不使用麻醉，以折磨那些患者為樂，更有人以「惡棍」（Villain）來形容他。

看到這樣的評論，我覺得啼笑皆非。

現代的麻醉觀念自一八四六年才開始發展。在資訊不若今日發達的年代，如此新穎的觀念，就算希姆斯知道了，也不知道該找誰來替這些患者麻醉。另外，他並非冷血之人，據他自傳所言，這些患者在術後用了不少嗎啡來減輕痛苦。所以用「沒有替女黑奴患者施行麻醉」為理由，轉而替他戴上「種族歧視」的帽子，相當不公平。

還有一件有趣的事可以分享，希姆斯發明了替女性檢查用的鴨嘴器之後，一開始受到不少批評，有不少腦袋陳腐的醫師，以男性的邏輯在醫學期刊提出質疑，認為使用鴨嘴器替女性患者做私密處檢查，可能誘發女性「手淫」，建議同業們要戒之慎之。

你可能認為當時醫師的腦袋短路，但在那個主張「手淫為萬病之源」的年代，女性連腳踏縫紉機、騎馬、騎腳踏車都被認為有引發手淫的疑慮，鴨嘴器不想中槍也難！

閃電一擊，消失的腫瘤細胞

——電力的神奇效果

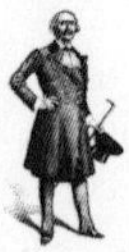

從二〇一六年四月開始，臺灣的中央氣象局開始發布「閃電觀測資料」，每隔六分鐘就更新一次，堪稱戶外活動的重要天氣預報。因為位處北半球的臺灣，每年五月到九月是雷擊事件的熱區，大概一年有三到四起雷擊致死的案例。有醫師甚至開玩笑說——人被雷打到的機率比中樂透還高。

根據醫學教科書所說，人體受雷擊最容易受傷的器官是神經、心臟，其次依序是血管、肌肉、脂肪、骨骼。許多因雷擊而死亡的患者，多半神經受到損害，進而呼吸抑制，還有心律不整。至於存活下來的人也有一定併發症，例如癲癇、白內障、聽力、耳膜受損或皮膚燒燙傷等，能全身而退的是少數，說明了雷擊的可怕。

雖然「閃電」如此危險，但十九世紀卻有好幾位醫師持不同的意見。首先看英國資深外科醫師艾利森（A. Allison），於一八八三年寫給《針刺》編輯的一封信。他的病例相當罕見，探討電力可以治療惡性腫瘤的可能，而靈感來自多年前參加博德醫師（Golding Bird）有關「電力的火花可以將體內腫瘤細胞激發出體外」的演說，他聽完之後也認為這是對惡性腫瘤唯一可靠的方法。

艾利森醫師的病例在十九世紀六〇年代就和他結下不解之緣，他是住在約克郡（Yorkshire）藍托夫特（Langtoft）的一位農夫，當時他已經被長在下唇與部分下巴的腫瘤折磨了一年之久，可是為了討生活，還是必須每日下田耕種。

有一天，這位農夫冒雨辛苦工作，冷不防被閃電擊中，和他一起工作的兩隻牛命喪當下，而犁田的工具也被閃電打成碎片，但他福大命大，竟然倖存下來。艾利森被請去治療這個可憐人，發現他渾身散發焦味而且奄奄一息，看起來相當虛弱。目睹這個情形的艾利森立刻在他的手臂上放血治療，除此之外也沒有什麼辦法，另外又發現閃電在他的褲子上打了兩個洞。

正所謂「大難不死必有後福」，驚奇的事情發生了，這位運氣不好的農夫似乎受到上帝眷顧，下唇及下巴的腫瘤竟然逐漸好轉，最後消失不見了。（但十年之後，腫瘤還是復發，奪去了他的生命。）在這期間，艾利森醫師還在助手的協助下，替這位農夫移除了咽喉的腫瘤，並以砷化物做後續治療，效果十分不錯。

經由這個案例，艾利森醫師覺得自己發現了重大的醫學應用，他認為電力是一種相當強效的治療癌症方法，可以利用於破壞癌細胞，不管是初期或是末期。

他把這個發現寫信告訴當時的「倫敦癌症醫院」（London Cancer Hospital），卻得不到認同。

因此，他才寫信給《針刺》的編輯，希望透過對方傳達出自己的驚人發現，期望帶出更多研究。不過他的想法如曇花一現，信被登出來，讀者大概都一笑置之，並沒有激發出「有關電力可以治療癌症」的大型研究，畢竟被閃電打到是「可遇不可求」，而且當時的技術應該無法做出和閃電匹敵的電力治療。

艾利森醫師並非第一位發現「閃電」有治療能力的醫師，早在一八四三年，美國醫師勒孔特（Leconte）就在《紐約醫學雜誌》（*New York Journal of Medicine*）發表一個案例。患者是一位七十歲的黑人女性，在一株桑樹旁被閃電打中，結果竟然發現自己「回春」了。根據她的陳述指出，被落雷擊中之後，整個人變得很有活力，「老態龍鍾」的現象不見了，醫師對這情形也只能解釋是電擊帶給她新的「神經活力」！在同一份雜誌，有位醫師也報導了一個有趣的例子：某位耳聾的男孩遭受雷擊後，被送上一杯熱茶安撫，喝完之後發現耳聾竟不藥而癒。

同時期的《美國科學與藝術雜誌》（*The American Journal of Science and Arts*）也報導了雷格斯（Samuel Leggers）的故事。他是一位全盲而且顏面神經麻痺的患者，不幸被雷擊後，竟然重見光明，還寫了一封長信給雜誌，訴說自己如「神啟」般的遭遇。

上述所有的故事可能不若一本書來得精采。歷史學者喬治（Gould George）所著《醫學趣聞》（*Medical Curiosties*），整理許多稀奇古怪的醫學歷史，其中提到一八二三年有一個人出了一本書《閃電一擊治療氣喘》（*Cure of Asthma by a Stroke of Lighting*），其精采程度不亞於日本空手道大師大山倍達的「一擊必殺」！

以上故事和醫學教科書所整理的格格不入。我覺得應該先確定是否有人說謊？如果沒有，這些事可能真有其奧祕之處，只是沒人能解釋而已。畢竟一次有幾百萬（甚至上億伏特）的電壓流過人體，是「難能可貴」的運氣，沒有人知道閃電到底通過倖存者身體哪些地方，或停留了多少時間，所以我們無法對其造成的結果有所評斷，也無法瞭解神奇療效的真假。

如果你有宗教信仰當然好解釋，至於我，雖有信仰，但心情和那些沒有信仰的人一樣，科學的精神有時是「凡原則皆有例外」，歷史上有那麼多人被閃電「一擊必殺」，寥寥可數的存活者究竟經歷了什麼事，好像怎麼解釋都可以，這早已超過理性觀察可以解釋的範疇了。

恐怖的X光機器

——醫療發明停看聽

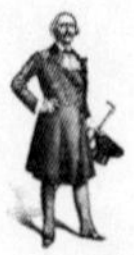

一八九五年十一月八日，五十歲的倫琴正在實驗室的煤氣燈下，探索著包覆黑紙板的「各魯克陰極射線管」（Crookes tubes），看看是否有可見光能穿透這個黑紙板。雖然電極管內爆著火花，釋放出微微光線，但顯然無法穿透黑紙板。

突然間，倫琴卻發現距離電極管遠處，一張塗有含鋇的氰化鉑（Barium platinocyanide）螢光屏在發光，於是走過去靜靜看著它發呆。

接下來的六個星期，倫琴一直都耗在烏茲堡大學（University of Wurzburg）的實驗室裡，試著在電極管和螢光屏之間，放上各式阻礙物，甚至把螢光屏背對著電極管，看能不能阻礙螢光屏發光，結果都失敗了。更神奇的是，他將自己的手放在電極管和螢光屏之間，竟發現手骨的影子清晰地出現。

耶誕節前三天，雖然為了實驗搞得精疲力竭，倫琴還是興奮地帶著太太來到工作的地方，利用前述的電極管，為她戴了婚戒的手，在螢光屏上留下影像（圖七）。

十二月二十八日，倫琴將他的新發現投稿於烏茲堡的《物理醫療社會期刊》（*Physical-Medical Society Journal*），以〈關於一種新光線：初步通信〉（**On a new kind of Ray: A preliminary of communication**）為名發表。這是他日後命名的「X射線」，第一次被正式介紹。

倫琴因為這個發現，在一九〇一年獲得第一屆諾貝爾物理學獎，有趣的是，他一直反對以「倫琴射線」這個名稱取代X射線的建議，但世人沒有因此而忘了他的貢獻。一八九六年一月十三日，他接受當時普魯士國王的二級勳章（Prussian order of the Crown, Second class），三天後，《紐約時報》如此報導他的發現：「這個城市的科學家正發揮無比的耐心，等待倫琴教授對於不透明物體可以透視照相的發現，希望英文的文獻可以快點到來。」編輯更在結論中寫道：「這個發現可以讓現代外科有所轉變，可能讓外科醫師更容易找到留滯在身體的外來物。」

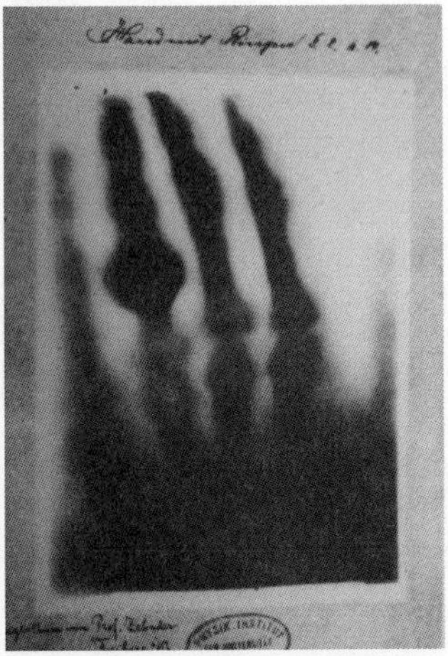
圖七

X射線對醫學研究的幫助遠超過當時的想像，而且不侷限於外科的範疇。在倫琴發現X射線一個月之後，德國的醫師利用它診斷了某位病患的下肢腫瘤。隔年五月，義大利軍隊在非洲衣索匹亞的戰場上，兩位前臂受槍傷的患者也因為有X射線，找到了組織裡的殘存彈片。

法國醫師貝克利爾（Antoine Béclère）開始有系統地運用X射線。他先依樣畫葫蘆地組了一臺X光機器，開始在全裸患者身上照胸部X光片。他的貢獻不只於此，他也是最先發現長期曝露於射線下，可能對人身體有影響；因此設計了鉛製圍裙（即今日鉛防護衣前身），以及含有鉛成分的橡膠手套，藉此保護操作X光機器的人員。可惜像貝克利爾醫師這麼有概念的人不多。由於X光機剛發明，沒有人知道輻射線的危險，只知道長期曝露在它照射下的人會產生色素沉著、皺紋、潰瘍，甚至脫皮，還有醫師觀察到病人有毛髮脫落的現象。

一位腦筋動得快的英國人凱撒（Max Kaiser），在一九一四年設計出一種名為Tricho System的X光臉部除毛機。他很懂得行銷，發明機器後便努力不懈地參加各種世界展覽會，而替他將機器送到展場的廠商，一開始都無償得到機器，直到在各個展覽會得獎後，他才要求廠商買下機器。

此機器在一九二五年的「巴黎一般商品博覽會」得到金牌大獎，根據史學家統計，在此之前，美國大都會就有超過七十五家美髮沙龍買下這部機器，而且所費不貲，當時一臺要價四百美元（約現在的九千五百美元）。

接受此機器治療的人，必須將臉放在有X光的小洞裡，二十次才算完成一個療程。千萬不要以為這只是美容界的噱頭，被說服的還有接受正式醫學教育的醫師。美國的該撒醫師（Albert Geyser）從一九二五年開始，就用機器替愛美的女性朋友除去臉上雜毛，不到六年時間，據他在醫學會的報告顯示，已經有兩萬以上的案例，而且沒有一個人有復發的現象，代表X射線徹底毀壞了那些雜毛的根部毛囊。

凱撒在世界各地到處推銷機器時，美國波士頓的醫師羅威（Jacob Lowe）突發奇想，在一九二七年發明X光量腳器，名為Foot-O-Scope。他想利用X光機測量腳型，如此一來，訂做鞋子時可以準確測量足部各個關節的相對位置，避免不合適的鞋子造成足部變形。這麼貼心的機器當然要價不斐，一臺竟然要兩千美元（約今日四萬七千五百美元）。

不過從一九二九年起，「美國醫師學會」發文警告各會員，發現接受X光臉部除毛機除毛的女性，出現很多併發症，甚至有人罹患皮膚癌。但這樣的警告一開始沒有引起太大的注意，很多愛美的年輕女性對此除毛法還是趨之若鶩。直到四〇年代末期，醫界逐漸瞭解輻射線對人體的傷害，並輔以科學數據，此機器才銷聲匿跡。可惜為時已晚，受害者很多，但也沒有人明確統計過人數，因為大多數接受治療的人都認栽了。

五〇年代初期，FDA也明令禁用X光量腳器，幸運的是因為使用時間及次數不若X光臉部除毛機，所以傷人的報告不多。

看了上述的故事，是否讓你覺得心驚膽跳？其實最心驚膽跳的人是我，因為我有許多患者出國旅遊回來，會帶著他發現的新玩意來我的門診，問我意見。其中常見各式保健食品，總有什麼博士最近發現了什麼天大的祕密，或哪些名人親自服用後，拿出來分享的「好東西」。上述的新玩意有三個共同特色：第一，價格昂貴；第二，醫學期刊少有大規模的臨床使用報告；第三，它們重要的宣傳方式是「口耳相傳」。被這些患者用瓶瓶罐罐圍住的我，只能面露不悅之色，斬釘截鐵地說看不懂成分，否則逃不過連珠炮似的追問。

我當然不會放任病人不管，我常告訴他們：「哪一天看到我跟著吃了或用了某物，就表示這些新玩意很棒。」可悲的是，我目前還沒看過幾項新玩意可以正式成為醫學期刊研究的對象，倒是看到很多產品被淘汰。

X射線的故事告訴我們一個很重要的觀點，看見任何新玩意，使用前請三思，尤其是被追捧的醫療相關產品。我認為除非「瀕臨生死關頭」或「死馬當活馬醫」，否則千萬不要急著去當白老鼠，誰曉得十年、二十年後，這些東西會不會被棄之如敝屣呢？

圖七 https://en.wikipedia.org/wiki/Wilhelm_R-ntgen

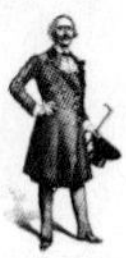

神奇的紫光棒

——紫外線的誤用

當感染患者在手術室內完成開刀，除了一般清潔與整理工作之外，還必須接受「紫外線燈」照射消菌一段時間，以避免下一位接受手術的病患被「交叉感染」。

如果這時有同仁誤闖正在「照光消毒」的手術室，我們都說他是去「美容」，和歐美人士一樣希望把皮膚晒成古銅色。

根據FDA在二〇〇八年公布的〈醫療照顧機構消毒及滅菌指導方針〉（Guideline for Disinfection and Sterilization in Healthcare Facilities），這種紫外線燈是利用「低壓汞蒸氣加熱」，釋放出波長約二五三．七nm的紫外線，達到滅菌的效果。這種技術目前也應用於飲水、鈦金屬手術植入物及隱形眼鏡等的滅菌工作，是方便、迅速且花費少的方式，不像用高壓消毒鍋那樣勞師動眾。

雖然紫外線燈滅菌是最近幾十年才應用的方法，其原理卻在一百多年前就被發現。法國科學家巴斯德在一八六二年做了有名的鵝頸瓶實驗（參考117頁），否定當時科學界普遍認同的「自然發生說」，進而倡導「疾病細菌學說」。當時他的肉湯使用了「加熱煮沸」的殺菌方式，但這與紫外線有什麼關係呢？

在巴斯德的實驗中，加熱後變無菌的肉湯，使用一定長度的鵝頸瓶，讓空氣中的細菌無法直接進入，所以肉湯不會變酸、變壞。此舉引起許多科學家的興趣，但始終沒有在不用鵝頸瓶的方式下，複製成功的經驗。

直到一八七七年，英國學者唐尼斯（A. Downes）及布朗特（T. P. Blunt）無意中發現，經過陽光照射的肉湯，放在普通試管裡也不會變壞，尤其在增加照射次數及時間後，竟然可以保持好幾個月而不變質。兩人將此發現投稿到《自然》（*Nature*）雜誌，吸引了很多人注意，於是紫外線的祕密逐漸被發掘。

首先是學者赫特爾（E. Hertel）利用稜鏡及熱電測量的方式，將紫外線分為波長不同的三個部分，即UV-A（波長三一五～四〇〇 nm）、UV-B（波長四〇〇～七〇〇 nm）及UV-C（波長一〇〇～二八〇 nm），再經由其他科學家證實，UV-C波長內的二六五 nm是滅菌最有效的波段。

在二十世紀初期，沒有抗生素用於克服感染，紫外線帶來了一絲希望。除了對付細菌而成為消毒的工具之外，一些棘手的感染，例如肺結核，甚至五〇年代的痲疹傳染，經由大規模的紫外線照射後，也達到一定的阻抗功效。

醫學上任何新的發現，往往使很多不明就裡的人趨之若鶩，發表一些令人驚奇的研究，紫外線也有這樣的情況。一九二八年，英國醫師康伯巴奇（Cumberbatch）在英國醫學會的報告，似乎有令人振奮的觀察，他說：「紫外線造成重要的化學變化，就是人體的『膽固醇活化』（Activation of cholesterol），這種物質出現在體內任何正在生長的組織，參與了部分重要的代謝過程……所以它可以治療『佝僂症』（Rickets）。」

康伯巴奇前半段的敘述，以當今的眼光來看是鬼話，但最後的結論卻不是沒有道理。我們知道佝僂症是缺乏維生素D所致，而照射紫外線（尤其是UV-B的波段），經由皮膚的脂肪吸收，便能產生維生素D。醫學研究顯示，只要每天接受日晒十到十五分鐘，就可以合成一天所需維生素D的量。

同一年，美國西雅圖的醫師諾特（E. K. Knott）及漢考克（V. Hancock）將兩名嚴重感染患者的血液抽離出來，將血液照射紫外線後，再輸回體內。結果病患竟然神奇地恢復了，使得醫師們群起效尤。據統計，在抗生素還未發明的一九四二年，有六千五百二十位患者做了這樣的治療，不只控制了病情，甚至治癒細菌感染。直到抗生素發明後，紫外線照血的療法才被取代。

如今，諾特所發明的方法有死灰復燃的趨勢，國外有些機構將它宣傳成「抗癌、阻止發炎和老化」的治療方式，聽起來雖然可笑，但不會比同一時期出現的

「紫光棒」（Violet Wand）還荒謬。

或許受「紫外線可以滅菌」的靈感所啟發，有人利用二十世紀初電學大師特斯拉（Nicola Tesla）發明的「諧振迴路」（Resonant transformer circuit），在真空的玻璃管中注入空氣，再利用電壓加熱讓它發出淡紫色光束，做成號稱可以治病的紫光棒，用於止痛、消毒，甚至成為治療女性歇斯底里的陰道按摩棒。

紫光棒的原理和今日「霓虹燈」的原理差不多，除了發出的顏色是紫色之外，和紫外線一點關係也沒有，充其量只在棒頭尖端散發出熱能，沒有任何醫療價值，而且還會吱吱作響。

但從二〇年代到五〇年代，紫光棒一直是令人驚豔的醫療用品，銷售量相當驚人，最後逼得FDA出手，以「標示不實」為由，將它們踢出醫療用品之列。最後，紫光棒成為一種助興的性愛工具。

現在還可以在網路商店買得到這種中古的紫光棒，有的甚至保持良好，歷經幾十年還能使用。其中不乏精巧的設計，可以置換不同尺寸的探頭，以便塞入人體不同大小的「洞口」。

雖然FDA明令禁止紫光棒，但是它如同打不死的蟑螂，依然流竄於市面上。有的人不怕死，沿用Violet Wand為名，主打模糊戰，不脫性愛玩具和放鬆心神的工具。有的人腦筋動得快，將燈光內的氣體成分改變，使它放出紅光，號稱具有其他功能，例如一個名為Beautiful on Raw的國外公司，就主打產品可以清除皺紋、去除青春痘、對抗頭髮花白、去除頭皮屑、治療禿頭，而且價格不低。

相信你可以瞭解我為何一開始將「滅菌」與「美容」兩個主題硬拉在一起，其起源是誤闖正在消毒的手術室，但美容的「笑」果，卻是紫光棒被不肖廠商利用的結果。

任何劃時代的發明都可以利人利己，但要是騙子以花俏的包裝，使民眾有不正常的幻想，則是「誤用」甚至「濫用」。如果你問我，身為「無法分辨醫療廣告效用」的普羅大眾，如何防止受騙呢？我的答案是：如果你買的產品被列入醫療機構的配備，受騙的機會可能小一點。要是不放心，請直接詢問衛生機關，自然會有正確答案。每年有很多誇大不實的醫療廣告，都因此而被檢舉。

銀針、牛黃與可口可樂

——五花八門的解毒法

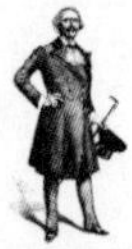

為了「賤人就是矯情」這句話，我忍不住好奇心，跟著老婆大人看了幾集《後宮甄嬛傳》。我不得不佩服編劇的功力，以及他們無止盡的想像力，不僅把宮廷內鬥爭的戲碼拍得如此吸引人，而且還加入醫學元素，例如利用薰香使妃子無法懷孕，或皇后毒死皇帝的情節等，讓我拍案叫絕。

戲中將皇后刻畫成後宮中最惡毒的人，為了穩固自己的地位，不只布局陷害他人，甚至連親姐姐與侄子都不放過。中國史學家馬勇不得不跳出來說明，批評作者流瀲紫，這樣的情節是絕對不可能發生的，他說：「歷朝歷代的皇后都是一國之母，她們的職責就是母儀天下，做天下女子的好榜樣！」

至於後宮妃子為了爭寵而下毒或陷害等陰謀詭計，馬勇也做出澄清，他說：「雖然這些人有衝突，但前述的亂象是不太可能發生的事，因為在安檢嚴格的後宮，為了保護皇帝的安全，不可能輕易取得毒藥，怎麼可能隨便下毒害人呢？」

馬勇的評論點出一般人的想法，但很多人已經受到媒體誤導，而有刻板印象。例如，常看電影或電視劇的觀眾，可能認為「銀製餐具」可以測知食物是否被下毒。這也是被專家「打槍」的概念。中國《遼瀋晚報》邀請解放軍醫院的毒物檢驗室孫姓主任做了一個實驗。他選擇了三種無味無臭的致命毒物，分別是滅鼠藥、鉈鹽和氰化物，然後將含量九九%的三根純銀針，分別放進毒物液體瓶中，三十秒後取出，沒有一根針變黑。

孫主任點出了其中的重點：「銀針變黑的原理是它遇到硫或硫化物之後，產生硫化銀，而古代的砒霜在生產技術落後的因素下，含有硫或硫化物的雜質，與銀針接觸，就會產生一層黑色的硫化銀。」

一般人以為中國古代皇帝用銀針防止被臣子下毒，大抵是被電視或電影的情節所影響。我雖沒有仔細研究這方面的歷史，但是我相信位高權重的皇帝不可能只用純銀餐具做為檢測，應該還有更好的辦法，例如希特勒，身邊一定有替他「試吃」的人，等一段時間後確認沒有問題，他才將食物下肚。

接著，我想說有關「解毒劑」的故事。

西元十二世紀左右，盤踞在今日西班牙與葡萄牙的穆斯林國家「安達盧西亞」（Andalusian），一位醫師伊本·蘇爾（Ibn Euhr）說有一種萬用的解毒劑叫Bezoar，原文據說來自波斯文，意思是解毒劑（Antidote），什麼毒物遇到它都會被中和。

Bezoar是由動物胃中取出的結石，所以成分當然千奇百怪，是難以消化的東西，經年累月留在胃中所形成，例如種子、果皮、植物的木髓等，如果以今日的眼光來看，還真是廢物！但它在中古世紀卻意外成為歐洲皇室趨之若鶩的聖品，為了確保不被毒害，有些Bezoar還摻在皇室水杯與餐具的製程裡。

十六世紀的法王查理九世，因為得到不少Bezoar而洋洋得意，他的御醫，也就是歷史上有名的帕雷頗不以為然，當面告訴皇帝這種東西不可信，而且有很簡單的驗證方法。

有一天，法王的廚子因為偷了銀製的廚具而被逮，理應死刑伺候，但是帕雷大膽求情，希望國王試試Bezoar的解毒能力，如果真的有效就賜這個廚子免死。他讓廚子吞下Bezoar，再服下國王賜死的毒藥，結果這位在太歲頭上動土的廚子，在牢裡熬了七個小時才痛苦死去。

這並沒有減損Bezoar的威名，它還是流行了好一陣子。有兩位無聊的科學家阿雷尼厄斯（Gustaf Arrhenius）及班森（Andrew A. Benson）曾做過實驗，發現Bezoar可以移除砷化物溶液裡的砷酸鹽（Arsenate）及亞砷酸鹽（Arsenite）的成分，看起來確實是有解毒功能，雖然二者被移除的原理不盡相同。

另外，不只西方有古藥方Bezoar名垂千古，中國也有一種藥不遑多讓，就是

「牛黃」。真正質優、效果好的牛黃，來自牛的膽結石，雖然今日多以人工牛黃代替，但它還是一味解毒名方，至於以人工方法如何製造，還請有心人自己問中藥行吧！

最令我感到驚悚的不是上述歷史，而是二〇一三年一篇回顧性的文獻。因為人類胃裡也會有結石，於是有突發奇想的醫師利用可口可樂來當這類結石的沖洗液，希望能溶解這些石頭。拉德斯（S. D. Ladas）等人整理醫學期　後發現，從二〇〇二年到二〇一二年，十年間的二十四篇病例報告，共有四十六位胃內有結石的病人，在二十四小時間喝下五〇〇毫升到三〇〇〇毫升不等的可口可樂，嘗試這種「第一線治療」（First-Line Treatment），結果有九一．三%的患者治療成功，結石完全溶解。

我的疑問是：可口可樂到底是毒藥、還是解藥？

亞伯拉罕的電反應

——蠱惑大眾的醫學西洋鏡

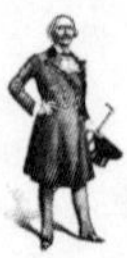

朋友和我談到某個自創化妝品牌時，覺得有些不可思議。媒體報導這個從菜市場起家的化妝品，帶領一股「黃潮」——參加聚會的人不僅都身穿黃色的T恤做辨別，而且負責人大言不慚地說，產品有驅走負能量的功能，彷彿是化妝品的救世主降臨。

我聽完之後只能微笑以對，因為任何世代都出現了類似的「人」或「團體」，帶領令人嘆為觀止的風潮，醫療事業也不能倖免。這些被帶起的風潮都在真理混沌不明（或根本不需要真理）的情形下，被巧妙包裝後用來蠱惑普羅大眾，有時甚至連專業人員也深陷其中而不自知。

以下故事發生在二十世紀初的美國，相信讀者們看完後，絕對認為上述的「黃潮」不過爾爾。

故事的主角叫亞伯拉罕（Albert Abrams），他說自己在一八八二年，以二十歲之齡畢業於海德堡大學（University of Heidelberg）醫學院。七年之後，能言善道的他就成為加州醫師公會副主席，而且在一八九三年，也就是當副主席的四年後，成為酷柏醫學院（Cooper Medical College）的病理學教授，此時還被選為三藩市「內外科醫師協會」理事長。

你心中一定有大的疑問，為何亞伯拉罕那麼年輕就可以從醫學院畢業？二十世紀之前，研讀醫學院的年限一直都很混亂，甚至連私人醫院都可以招收學生，像讀補習班一樣，只要一到二年就可以拿到畢業證書，開始執業，所以當時醫師的地位並不高。

當時醫學教育如此粗糙，醫學理論殘缺不全，可以天馬行空地治療病人，重點是要能「自圓其說」，講出可以說服別人、條理分明的道理。若能如此，即便是鬼扯，也能有一堆盲目的追隨者。尤其只要沒人能強而有力地駁斥，這些醫療的「機會主義者」就可以繼續大言不慚，就算吹破牛皮也沒人知道。

一九〇四年，亞伯拉罕出版了一本書《憂鬱——內臟造成的神經衰弱》（*The Blues--Splanchnic Neurasthenia*），雖然有人質疑他的專業，但因為大家都搞不清楚「神經衰弱」的成因，自然給了他表現的舞臺，沒有人對他的假說提出質疑，還培養出一批支持者。一九一〇年，他又提出「脊柱治療」（Spinal therapeutics），大膽用電刺激脊柱旁的肌肉，藉此治療癱瘓的患者，雖然沒有達到很好的療效，也足夠使他成為名醫，讓一堆醫師追隨其沒有學理的研究，治療相同的病人。

真正讓亞伯拉罕功成名就的，是一九一六年發表的新治療方法「亞伯拉罕的電反應」（Electronic Reactions of Abrams，簡稱ERA），寫在他的新書《診斷與治療的新概念》（*New Concepts in Diagnosis and Treatment*）裡。他提出的治療方法，強調任何疾病都有其特定的「振動頻率」（Vibration Rate），能夠被他所發明的電器盒子測量出來，進而獲得治療。

接受治療的人必須將電極放在額頭上，有時放在腹部，藉此測出病人身上的電阻值，就可以診斷出身上哪裡有疾病，而且知道是什麼疾病。亞伯拉罕在《臨床物理醫學期刊》（*Physico-Clinical Medicine*）闡述電器盒子的使用方法，甚至誇張地說：「只要一滴血，甚至病人的手寫稿，機器就能診斷出得到什麼病。」

被診斷出疾病的人必須用亞伯拉罕發明的電器盒子治療。根據史學家估計，在一九二三年，全美就有三千五百個開業醫師使用此機器。機器可以用二百美元買斷（大約今天的二千八百美元），或者以每個月五美元（約今天七十美元）租用。不管是何種方式，都必須簽字保證不得拆開機器，理由是儀器相當精密，任意拆開會破壞結構，使其失去所有功能。

還是有人把機器拆開，發現裡面也不過是一些電極與阻尼振盪器（Damped oscilloclast），充其量只是可以發出電波的盒子，說是功能不全的收音機也行。

從二〇年代起，知名的醫學期刊如《美國醫學會期刊》、《英國醫學期刊》、《針刺》等，都討論過「亞伯拉罕的電反應」。有開業醫師甚至在投書裡沾沾自喜地分享，認為機器的價位太便宜，因為他租給患者的費用可以高達每星期一千美元，也有醫師向病人收取二百美元的費用，保證治好梅毒、肺結核、癌症等當時的絕症。

為什麼沒有人會對「亞伯拉罕的電反應」提出質疑呢？因為經此診斷出的疾病大多是梅毒、肺結核、癌症，得知的患者已經嚇出一身汗了，自然對接下來的治療言聽計從，除了花錢當冤大頭，還充滿感激之情。

醫學界與社會輿論也多半支持他，連福爾摩斯的作者柯南·道爾（Arthur Conan Doyle）也是亞伯拉罕的支持者。大多數醫師不只支持，還出書立說，強化他的治療方法。

是誰拆穿了亞伯拉罕的西洋鏡？是《美國科學雜誌》（*Scientific American*）。該雜誌十分懷疑機器的效果，於是成立調查小組，找到一位和亞伯拉罕熟識的資深醫師（隱其姓名叫X醫師），同時也是「亞伯拉罕電反應」的專家。調查小組給了他六個血液檢體，結果X醫師都診斷錯誤，但他不認錯，辯稱是檢體盒上的紅墨水破壞了震盪頻率。以調查小組再給他一次機會，可想而知，他根本無力招架，甚至不知道有些檢體是雞血而不是人血。

《美國科學雜誌》在一九二四年九月號公布調查報告，粉碎了亞伯拉罕的謊言，不過他在該年初已經死亡，無從對質，讓他的追隨者有機可乘，批評雜誌調查小組不公正，因而使得此機器又流行了好幾年。

亞伯拉罕的故事可以呼應各世代發生的「盲從現象」，能言善道的人若在真理混沌不明處切入，能自圓其說，讓其他人找不到可以反駁之處，自然可以引領風潮，生存一段時間。例如我一開始提到的化妝品，即便我有心想提出質疑，但是一開口可能就先被質疑「什麼是負能量都不懂」、「看看我們會員身上的負能量都比你少」等，這種不用真理的辯論，還真會讓我愣住，啞口無言呢！

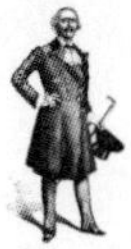

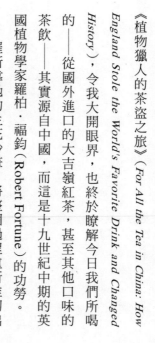

華德箱裡的中國茶樹

——醫學與植物學的關連

讀歷史學家莎拉．羅斯（Sarah Rose）所著的《植物獵人的茶盜之旅》（*For All the Tea in China: How England Stole the World's Favorite Drink and Changed History*），令我大開眼界，也終於瞭解今日我們所喝的——從國外進口的大吉嶺紅茶，甚至其他口味的茶飲——其實源自中國，而這是十九世紀中期的英國植物學家羅柏．福鈞（Robert Fortune）的功勞。

羅斯靠她的生花妙筆，將整個過程重新堆砌出來，值得對歷史故事有興趣的人閱讀。大史學家史景遷（Jonathan Spence）推薦這本書，他說：

> 植物獵人福鈞大膽竊取中國茶苗移植到英屬印度，過程中的冒險犯難，在本書中活靈活現，作者以動人心弦的細膩描述，說明植物學如何與帝國攜手共創霸業。

故事很精采，但看過此書的讀者有沒有發現某些片段有些唐突，甚至有浪費人才之虞？福鈞為何出國闖蕩？

十九世紀的英國維多利亞時代，像福鈞這樣有企圖心、有才華，但社會階級不高、缺乏家世背景的人，留在國內能飛黃騰達的機會很渺茫。他固然有「一級園藝師」的專業認證，但多數有此認證的人是醫師，所以他一展長才的機會更少。誠如羅斯所述：「福鈞並未取得醫學學位，因此無法如願與那些人（指醫師們）平起平坐！」

書中的羅伊爾醫師（John Forbes Royle）是當時英國東印度公司的園藝學顧問，畢業於愛蒂斯康（Addiscombe）軍校，在一八一九年以軍醫身分前往當時的殖民地印度服務，他在那裡發現對植物學比較有興趣，就捨棄軍醫職務，日後掌管了北印度薩哈蘭普爾（Sambalpur）的植物園。羅伊爾兩部著作《圖解喜馬拉雅山植物學與自然史及喀什米爾的花卉》（*Illustrations of the botany and other branches of natural history of the Himalayan mountains and of the flora of Cashmere*）和《論印度生產資源》（*An essay on the productive resources of India*），鼓吹東印度公司成立植物專屬部門，也是他說服福鈞前往中國盜取茶葉種子。

福鈞能把茶樹種子及幼苗安全地送到印度的植物園，靠的是「華德箱」（Ward Case），這是一位英國醫師納森尼爾·貝格蕭·華德（Nathaniel Bagshaw Ward）的創意設計。

一八四〇年之前，難以運送植物，大英帝國殖民地之間的植物如果要交換，或送回本土，簡直是天方夜譚。姑且不論水手們有無園藝的相關知識，在茫茫大海上，要將珍貴的淡水配給植物，就是相當奢侈的事；而且把植物養在甲板上，不只直接曝晒，又任由帶著鹽分的浪花侵蝕，最後往往枯萎而死，能通過考驗的健壯種，少之又少。

多虧華德醫師於十九世紀三〇年代晚期，發現存放天蛾蛹的密閉瓶中，有埋藏在土堆裡的種子發芽。這些種子在夏天已放入瓶內，獲得了溫暖的保護，而他未打開瓶子，只把它移到窗臺上，仔細記錄後續發展，最後驚奇地發現，種子萌芽、茁壯，成為蕨類植物或常見的草。

華德自此像著了魔一樣，不斷重複以各種草、種子及土壤做實驗，發現多達二萬五千種植物，在良好日照的密閉環境中，不需水分也能存活多年，只要用「油灰」與「漆」塗抹在用於保存的玻璃箱，再保持氣密即可。這種玻璃箱解決了長途運送異國植物的問題，提供學者研究植物的憑藉，打破了世界各地原生物種植物，因地區遙遠無法送達的隔閡。

福鈞改良華德箱，將數以萬計的中國茶樹種子偷偷運送至印度，最後靠著從中國延請的製茶工人，使得茶葉在印度生根，也讓英國人喝茶不再受中國人的控制，發展出自己的茶葉貿易網絡。

還記得前文說的「浪費人才」，我是質疑醫師為何要照顧植物？而空有一級園藝師的專業認證、沒有醫師身分的福鈞，為何地位較低？早期西方的醫學和古代中國一樣，治療的藥方絕大部分以植物為主，稱「草藥」也不為過。為了能明瞭藥用植物的療效，希臘、羅馬時代以降，很多名醫不僅在醫學領域出名，還精於植物學，寫下許多著作，例如羅馬時代的迪奧科理斯（Pedanius Dioscorides）、老普理尼（Pliny the Elder）及中古世紀的阿維森納（Avicenna）等，都曾將藥草的功效，編輯成書。

文藝復興之後，醫師、藥師與植物學家慢慢結合在一起，於是植物學變成醫學修習的主要科目，醫學生必須見習並認識各種花草樹木。一六九三年時，阿姆斯特丹的一般醫院外，就有「藥草花園」，不只提供病患休憩、散心之用，也是醫師與藥師的實習場所，更是治療藥物最好的來源。醫學與植物學到二十世紀才逐漸區分開，分科愈來愈細之後，醫學院已剔除植物學相關課程，就連我在醫學院的時代，藥理學也只占了幾個學分，老師更不可能帶著我們認識什麼藥用植物。

讀了福鈞與茶葉的故事，不要以為自願照顧植物園的醫師是呆瓜，或者大材小用，那可是職位高、薪水優渥的工作機會。而福鈞沒有醫學背景，雖精通園藝，薪水卻不高，他為了生活才不得不接下到中國偷盜茶葉種子的工作，沒想到因此名垂青史。而真正將種子種植在大吉嶺上，創造英國茶葉成為歐洲霸主地位的植物園園長、軍醫少校坎貝爾（Archibald Campbell），卻淪為配角，比不上勞苦功高的福鈞。

故事也讓我想到，我最近瘋狂迷戀研究咖啡的種類、泡法與品嘗的過程，所以不得不懷疑自己的基因裡，是否遺傳了某一代祖先「植物學」與「醫學」同源的記憶？聞到迷人的咖啡香氣，那種滿足好比福鈞在大吉嶺上看到蓬勃發展的茶樹，一樣快樂。

替病患止血的美白針

──「適應症外使用」的不傳之祕

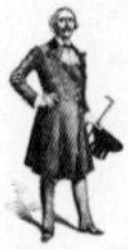

心臟外科的手術通常比較繁瑣而困難，除了患者的狀況大多不穩定之外，還得歸因於手術步驟多如牛毛、環環相扣，如果不能按部就班地做，偷懶的結果可能會讓配合的單位（例如麻醉科、刷手護士等）感到困惑，從而造成失誤，影響手術的進度。還有一個重要的原因，要是在手術中使用了長時間的「體外循環」，讓患者心臟暫時「停跳」太久，其心臟「復跳」常常不順遂，更容易讓「體外循環」破壞了患者的凝血功能，把術後的止血工作搞得比手術本身的時間還長。

上述的患者占了急診手術的大部分，對心臟外科醫師來說是躲不過的夢魘。因為緊急替患者做開心手術已經承受很大的壓力，如果手術完成之後，還得頂著精疲力竭的身體，替患者做止血、關傷口的工作，這「最後一哩路」往往是身心靈的重大折磨。

不過替患者止血時，我蠻能苦中作樂的，原因是某位刷手護士裡有人會替醫師打圓場，不只不會失了我的面子，而且還可以帶來「笑果」。這位刷手護士曾在醫美診所短暫任職，知道「美白針」裡面有一種藥物「傳明酸」（Tranexamic Acid），是我替出血不止的患者找出路時，一定會使用的祕方。

請想像以下的情節：我，一位徹夜手術的心臟外科醫師，很辛苦地替患者做好了手術，結果卻因為手術時間過長，只能拿著電燒、縫線拚命止血，同時還得不斷聯絡血庫送來新鮮的血漿。最後，一位富有同情心的刷手護士好心提醒說：「蘇醫師，要不要替患者美白一下？」

聽到這句話，我會發出會心的微笑，不僅點頭快如閃電，還希望麻醉科快點在患者的靜脈輸液裡注入傳明酸。

傳明酸又叫「氯甲環酸」，是一種人工合成的胺基酸，還有「斷血炎」、「止血環酸」、「凝血酸」等名稱，主要的藥理作用是有效抑制「纖維蛋白」（Fibrin）溶解，產生止血作用。臨床上，廣泛用於外科、內科、泌尿科或婦產科等領域，治療各種出血性疾病和手術時的異常出血，血友病患者也可以在手術前後的輔助治療時使用。

我不知道傳明酸什麼時候被加入美白針裡，不過如此使用並非沒有道理，因為在藥理作用上，它也可以直接阻礙黑色素細胞活化，從而改善人體的黑斑。據某些人研究，其褪除黑斑的功效比維生素C及果酸高上很多倍。

讀者們是否覺得不可思議？在醫學裡用於治療止血的藥品，竟然是「美白聖品」，是否違反醫療原則？其實這種情形很常見，被稱為off-label use，翻譯成「仿單標示外使用」，又可稱為「適應症外使用」，指醫師在臨床使用藥物時，超出申請使用的範圍。

向政府申請核准藥品上市時，在隨附的許可證或說明書上，都會載明適用於哪些病症、對象、臨床用途，或有哪些副作用。換言之，「藥品仿單」（Package insert）是經政府查驗後才可以應用於臨床使用的說明。臺灣的整套制度都效法美國，其歷史談起來卻令人感到心酸。

在美國，日益氾濫的不實藥物及食品，利用廣告引誘消費者，造成不少意外，因而在三〇年代成立FDA，希望遏止上述的亂象。可惜「道高一尺，魔高一丈」，雖然藥物的管制及使用有所進步，但仍有很多藥品的療效及安全性讓人存疑。FDA為了讓藥物的使用更加正確與透明，遂於一九六七年通過「公平包裝及標示法案」（Fair Packaging and Labeling Act），明令各種藥品上市時，必須記載適應症及內容物之所有資訊。

為何FDA的要求如此嚴格？因為其成立後，即便嚴格控管新藥上市，但仍有許多悲劇發生。

一九四一年，抗生素Sulfathiazole造成將近三百人死亡。一九五二年，抗生素Chloramphenicol使一百八十名使用者產生骨髓抑制，變成「再生不良貧血」。不過，FDA官員在一九六二年阻擋歐洲最有名的致畸胎藥「莎利竇邁」（Thalidomide）在美國上市，避免了新生兒浩劫，讓FDA有了堅強的民意及法源基礎，要求藥物製造公司誠實地申請藥品的臨床使用。

只是「藥品仿單」對於醫師有限制嗎？經過了這麼多年的發展，所謂「適應症外使用」，並沒有因為FDA介入而有所改善。研究結果顯示，臨床上反而有高達三一%的藥品，沒有依照其適應症使用。

臺灣的情況好不到哪裡去，有整型診所將肝炎藥「肝得健」（Lipodissolve）當作消脂針、將胃潰瘍藥當催生劑、用威而鋼治療高山症，例子不勝枚舉。

這樣做違法嗎？某立法委員曾為此召開公聽會，發現單就法律層面而言，上述的「適應症外使用」是灰色地帶，真的要據此告發使用醫師有一定困難；因為很多藥物都是醫師有了上述行為，才開發了新的用途。例如，阿斯匹靈一開始的適應症只有鎮痛解熱，使用幾十年後才加入治療抗血栓；柔沛（Proscar）早期只能治療攝護腺肥大，之後可以使用於雄性禿的患者；癌思停（Avastin）一開始用於治療癌症（大腸癌、乳癌等），但眼科醫師卻常用它來治療眼睛黃斑部退化，以及糖尿病的視網膜病變。

回頭看我們效法的美國，對於醫師「適應症外使用」的藥品，也採取「睜一隻眼、閉一隻眼」的態度，只要醫師不用此方式來賺錢，藥廠不要公開力挺「適應症外使用」，FDA也不會插手干涉。但也有例外，輝瑞藥廠的藥品「鎮頑癲」（Neurotin）是被核准的癲癇二線用藥，竟然被藥廠聯合售貨員、醫師，以收取回扣方式，鼓勵使用於偏頭痛、過動症患者，結果在離職員工富蘭克林（David Franklin）告發下，美國政府才處以好幾百萬美元的罰款，以昭炯誡。

談到這裡，應該有讀者開始擔心了，會用某食品廣告的用語「這太犯規了」來表達心中的疑慮。其實大家不用緊張，只要生病確實就醫，有詳細的病程紀錄，醫師使用的藥就不會偏差到哪裡去。

倒是奉勸「愛美不怕死」、「愛瘦怕困難」的讀者要小心，一蹴可幾的治療方式常藏有許多「適應症外使用」的不傳之祕，往往可能陷你於險境，例如傳明酸和女性荷爾蒙一起使用，往往有血栓、肺栓塞的風險；而長期大量使用維他命C也是骨質疏鬆與不孕的元凶，雖然醫師使用沒有違法，但可是危機四伏呀！

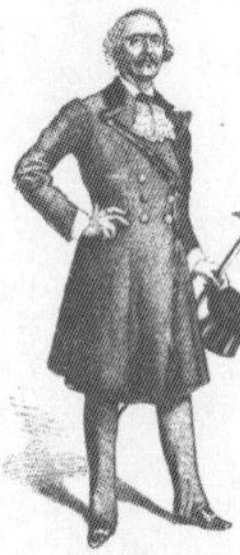

瘋狂的疾病研究

chapter four

4

肥胖會傳染？

——肥胖病毒的研究

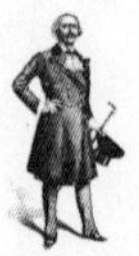

二十世紀八〇年代，印度的醫師尼基．杜蘭達（Nikhil Dhurandhar）和他的父親一起在孟買經營一家減重診所，經過多年努力，他們行醫的經驗和一九五八年研究肥胖症的先驅亞伯特．史當卡德（Albert Stunkard）一樣，後者曾說：「那些接受治療的人大多無法減重成功，而那些減重成功的人通常都會復胖。」

杜蘭達醫師給肥胖病人的處方都是「少吃」及「精算攝入卡路里」，而且要求他們多運動。可惜肥胖的機轉沒那麼簡單，在杜蘭達心中始終有個謎團：「如果不能靠攝取及消耗卡路里的多寡來維持體重（或減重），還有什麼方式可以知道肥胖的成因，進而永久治療？」

正當杜蘭達困惑，和獸醫朋友聚餐時的閒聊，似乎替他點了一盞明燈。那位朋友正在處理眾多雞舍出現的神祕疾病，此病使雞隻死亡，危害雞農生計，所以致力於找出疾病的原因與治療方法，發現雞隻死亡前都有過度肥大的肝，以及縮小的胸腺，身體也屯積了很多脂肪，說得簡單一些，死掉的雞都比較肥胖。

杜蘭達覺得很疑惑，為什麼死亡的雞隻和他的認知不同？感染疾病的雞隻通常很虛弱，無法進食，應該會瘦很多，怎麼可能還會發胖？於是他在獸醫朋友的協助之下，做了一次實驗。他把雞隻分成兩組，一組什麼事也沒做，另一組則在其體內注入上述病毒。三週之後，發現受感染的雞隻比另一組雞隻胖了許多。

一種奇怪的念頭湧入杜蘭達腦海——世上的肥胖人口有沒有可能如同雞隻，是被某種病毒感染所造成？他在二十世紀九〇年代末期舉家遷至美國，希望可以找到夠分量的研究機構，接受他的想法，進而資助他研究讓雞隻肥胖的病毒。

杜蘭達辛苦遊說了多處研究機構，在美國尋找機會，空轉了兩年光陰，在考慮重回印度之際，終於得到威斯康辛大學的營養科教授查德·阿特金森（Richard Atkinson）的聘請。

但杜蘭達的研究一開始就受到阻礙，美國官方禁止他從印度進口雞病毒來做實驗，因為美國本土沒有這種傳染病，要是有什麼差錯，對於美國養雞業的影響實在無法估算。基於上述考量，他在實驗室的病毒目錄找到了「腺病毒36」（Adenovirus 36），是一種美國鳥類常見的病毒，和印度的雞病毒類似，他直覺這種病毒感染雞隻後，會有一樣的結果。

杜蘭達利用「腺病毒36」做了和在印度一樣的實驗，結果發現受到感染的雞隻都變胖了，而對照組的體重都沒有變化；他再接再厲，用狨猴來做同樣的病毒測試，發現受感染的狨猴體重也增加了。

因為不能故意以「腺病毒36」來感染人，因此杜蘭達退而求其次，找到了數百名自願者做血液篩檢，果然發現身材肥胖的受試者，有三〇%身上有「腺病毒36」的抗體，而身材苗條的只有一一%有「腺病毒36」的抗體（此處的肥胖標準是BMI大於三〇 kg / m^2）。

二〇〇一年，杜蘭達在《營養學雜誌》（*The Journal of Nutrition*）發表了上述結果，認為「肥胖是會傳染的」。雖然論點頗具爭議性，但其中潛藏了可以深入研究的課題。他創造了一個字Infectobesity，用以表達這種經由感染造成的肥胖。

這聽了可能很嚇人，但如果看到過去三十五年來「美國肥胖人口分布」的地圖，確實給人「肥胖是傳染病」的誤解——它從美國東南部開始擴張，延伸到北部及西部，最後在大都會爆發。不過有人持不同的看法，認為是和「易造成肥胖的環境」有關，例如超市販售的高卡路里食物、速食餐廳增多，以及久坐不動的生活型態。

杜蘭達的論點如果屬實，則肥胖可能因為親密朋友的拜訪、接觸相同食物、觸摸共同物品，甚至因為上過同樣的廁所，而遭受病毒感染。他的研究可能太武斷，因為科學界幾十年對肥胖的研究，還沒找到真正「一以貫之」的道理。有人認為是心理層面，肥胖的人意志不堅，控制不了自己，不知節制地亂吃；有人認為是腸道細菌不平均，某些細菌不足，造成營養過度吸收，而讓人肥胖；也可能是和你在一起的人影響你，例如配偶變胖，另一半變胖的風險也會增加三七％。以上諸多可能的原因讓人摸不清頭，不知如何是好。

還好和杜蘭達抱持同一觀點的人並不多，目前可知的相關研究零零星星，最近的一篇是二〇一五年來自土耳其的抽血篩檢，雖然和杜蘭達的論點相關，但樣本數偏少，無法適用於其他地區。

你可能質疑為何附和杜蘭達的實驗如此少，在此我必須引用學者格洛尼（Genoni）在二〇一三年發表於《歐洲小兒科雜誌》（*European Journal of Pediatrics*）的論點來說明。他認為肥胖和感染是一體兩面（two sides of one coin），感染增加了肥胖的可能，但肥胖的人也易於被感染，就是「雞生蛋」還是「蛋生雞」的邏輯，感染或肥胖哪個是禍首，誰也說不準。

希望看了本篇文章的人記得格洛尼的結論，不要妄下論斷說我附和杜蘭達，認為肥胖會傳染。我抱持開放的心態，希望大家對各種說法都有一定的概念。

跳舞病與蜘蛛之吻

——匪夷所思的解離現象

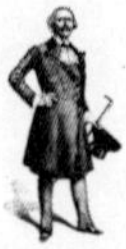

二〇一五年，有媒體報導：南部某大學學生，疑似在學校舉辦萬聖節鬼屋活動後，發生集體身體不適的詭異事件，最後全部人到學校附近的王爺廟「收驚」，以防事態擴大。

據接到此任務的廟方人員指出，有近二十名學生到廟裡，而且出現癱軟及頭昏腦脹的現象，還有人不能控制情緒，一直哭泣。廟方人員請示神明後，為學生們一一作法收驚，前後大概花了三個小時，才改善了情形。

記者訪問嘉南療養院精神科醫師李俊宏，他表示人在太疲累或壓力大時，身體可能出現「解離現象」的自我防衛機制，患者通常有呼吸不順、情緒不穩，甚至喪失現實感等症狀。而依據美國精神醫學會編製的手冊，將「解離症」界定為個人的意識、記憶、身分或對環境知覺的正常整合功能遭到破壞，卻又無法以生理因素來說明。上述學生被李醫師猜測為「解離現象」，應該是依此標準。

這則報導讓我想起電視節目裡某些催眠師或魔術師，以「集體催眠」娛樂觀眾的手法。通常有一位主持人對臺上觀眾施以各種感官元素（即視、聽、嗅、觸）的刺激與灌輸，最後讓觀眾在被催眠的情況下，服從指令做出令人發噱的愚蠢舉動。

我不是精神科專家，也不是催眠高手，雖然無法瞭解、解釋上述具體事件的成因，但我知道醫療史上也曾發生類似的事件，令人匪夷所思，以下我說的「跳舞病」（Tarantism）風潮，就曾引起很多醫師研究與討論。

據記載，跳舞病大約在西元十一世紀時，始於義大利南部省分塔蘭托（Taranto）的普利亞（Apulia），往往發生在盛夏農忙時。傳說中，患者都宣稱遭到當地一種名為「狼蛛」（Tarantula）的有毒蜘蛛螫傷，為了不讓毒性擴散而導致死亡，他們必須不間斷地跳舞，而且跳舞時還得飲酒作樂，甚至連男女間的調情也得繼續，算是「解毒」的行為。

剛開始只有幾位患者，但接下來被咬的人數增多，以至於街上幾乎被得病的農民所占據。執政的地方官吏不得不租借大會堂，並且聘請樂師，為病人舞蹈時增加律動與節奏。種種幫助都是希望他們藉運動促進新陳代謝，順利排毒，免於死亡。

有了跳舞活動，加上可以明目張膽地飲酒作樂，幾乎所有人在數日後都宣稱蜘蛛的毒已經被排出，身體痊癒，可以回到田裡工作。無怪乎十五世紀的義大利作家喬凡尼·蓬塔諾（Giovanni Pontano）說：

普利亞的人們常對他人不能解釋的愚蠢行為感到無比快樂，因為他們身上總有一隻狼蛛，隨時造成他們對於發瘋的渴望。

如此描述跳舞病，一點也不會令人覺得突兀。但當時不是所有人都有蓬塔諾的先知灼見，不少醫師煞有介事地研究起跳舞病。例如十七世紀德國耶穌會成員阿塔納斯·珂雪（Athanasius Kircher），他博學多聞，身兼地質學、數學、音樂、埃及學的專家，也是第一個認為鼠疫是「微生物」引起的有名醫師。對於跳舞病，他認為不能等閒視之，因為被狼蛛咬傷的人不僅會和紫色的東西「磨蹭」，甚至會覺得自己是鴨子，必須以池塘旁的蘆葦維生，還會學鴨子潛入水底而溺死。

文藝復興時期的醫師艾帕佛尼奧·費迪南德（Epiphanio Ferdinando）更發現，如果不給這些中毒的人聽音樂，他們會脫光衣服到處裸奔，還會帶著劍跳入海裡，或者像豬一樣在爛泥裡打滾；而且替這些病人安排音樂還要慎選，要是選得不好，毒性就不能很快排出。

當時的人認為以「齊特琴」（Zithers）演奏的音樂，是治療跳舞病必備的解藥，而為了治療不同的年齡層，要有不一樣的節奏，否則將有反效果。例如，年輕天真的青春少女，必須用緩和而平順的音樂，節拍要愈慢愈好；但成年男性就必須搭配快速的演奏節拍，例如拉著慷慨激昂的小提琴，才能有治療的效果。

直到十七世紀，取與代之的是以「塔朗特舞」（Tarantella）為主的各種舞蹈與音樂，甚至還有為此舉辦的節慶。建議你以Tarantella為搜尋的字根，可以找到維基百科中琳琅滿目的解釋條例，甚至可以在Youtube看到以它為名的雙人舞影片。據歷史學家考證，這還是一種男女調情的舞蹈。

因此，我們怎麼看跳舞病？它剛開始大概只是義大利人為了躲避盛夏農忙所用的藉口，是幾個人利用生病得到的「自我暗示」，之後卻擦槍走火，變成普羅大眾的「解離現象」，說是「集體催眠」也不為過。至於那些卡到陰的大學生呢？我實在無法做出正確評判，但我相信他們有什麼「隱情」沒有說出來，不敢對校方言明，大概只有替他們收驚的王爺最清楚吧！

菁英之病「美國炎症」

——神經衰弱的濫觴

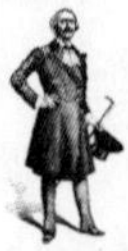

某胃乳製造公司常在用餐時間打廣告，利用各行各業（例如計程車司機、演員或搬運工等）重現「胃食道逆流」的症狀場景，強調自家產品是治療的利器，讓人印象深刻。

常見於現代人的胃食道逆流（Gastroesophageal Reflux Disease，簡稱GERD）是忙碌緊張生活下的常見疾病。根據學者赫斯科維奇（Hershcovici）的研究，西方大約有將近一〇％到二〇％的民眾有這種病症，以加拿大為例，估計有六百八十萬人為此病所苦，其形成原因是——胃甚至十二指腸內容物逆流至食道下端。

一九三五年，學者溫克爾斯坦（Winkelstein）首先觀察到食道炎是由胃消化液逆流導致的食道黏膜傷害。而直到一九四六年，艾莉森（Allison）在臨床上提出「逆行性食道炎」的疾病概念，但「胃食道逆流」受到重視，甚至被取名為GERD，卻得歸功於哈佛大學醫學院的腸胃科專家法里瓦爾（Mohammad

Farivar）。他在一九九五年首先提出此類疾病的名稱，使全世界學者競相加入研究。

平心而論，與其說「胃食道逆流」是單一疾病，倒不如說是一連串腸胃道功能失調所造成。不只和「食道下括約肌」（Lower Esophageal Sphincter）的功能障礙有關，胃排空功能不佳也是其成因之一。患者常感到「胸口燒灼」（Heart burn，俗稱火燒心）、吞嚥障礙及吞嚥疼痛，甚至有時因為逆流的症狀加劇，發生呼吸系統症狀，例如呼吸困難、哮喘及不知名的肺炎等。

經過將近二十年研究，開始有學者將「胃食道逆流」和二十世紀八〇年代開始流行的「腸躁症」（Irritable Bowel Syndrome）一起看待，發現兩者有相當的關連性。根據美國克林夫蘭醫院腸胃科專家立志克醫師（Rizk）的說法，大概六三％的「腸躁症」患者或多或少也有「胃食道逆流」的症狀，而被診斷是「胃食道逆流」症狀的患者，患有「腸躁症」的機會則是正常人的四倍之多。

對於上述這兩種疾病有概念的讀者可能會發現，它們的症狀除了可能有某部分相似，更重要的是如同立志克醫師所言，若是患者改變「緊張忙碌」與「不定時定量飲食」的生活型態，兩者的症狀都可以獲得一定緩解。

基於上述解說，我將流行於上一世代的「腸躁症」與這一世代的「胃食道逆流」視為「時代病」，其盛行的原因除了患者本身的因素，我們面對的生活型態才是致病的重要原因。這與大家避之唯恐不及的「肥胖」一樣，同是時代的產物。

過去的人類醫療史上，這兩種疾病未曾盛行，不過如果仔細瞭解人類進步的原因，會發現這些疾病的生成有其時空因素，甚至還牽扯到「文化的背景」，就像下文提到美國十九世紀末到二十世紀的情形。

南北戰爭後，美國邁入實質的統一，因為大量移民人口，以及工業革命後導入國家建設，大都會的生活由墾荒時期充滿勞動卻閒逸的步調，慢慢轉變成緊張忙碌的型態，於是一種疾病開始逐漸流行起來，當時的神經醫學專家比爾德創立了一個新名詞叫 Neurasthenia（神經衰弱）。

為什麼有上述的診斷出現？應該和那時的醫學理論有關。原來當時的觀念認為人有如通了電的機器一般，能量的來源分布及使用，靠的是遍布全身的神經系統。人們因為忙碌的工作和生活型態，透支了貯存於神經系統的能量，造成神經衰弱。

上述論點可以在神經醫學專家米切爾（Weir Mitchell）的《耗損與流淚、或是過度工作的暗示》（*Wear and Tear: Or, Hints for the Overworked*）一書中得到呼應。他認為拓荒者過著辛勤的生活，所以沒有太多煩心的事，但是一到了緊張忙碌的大都會生活，什麼問題都出現了。

至於比爾德口中的「神經衰弱」，是相當含糊的名詞，而且幾乎無所不包。任教於美國印地安大學的歷史教授舒斯特（David Schuster）在二〇一一年出版的《神經衰弱的國家》（*Neurasthenic Nation*）一書中，試圖拼湊神經衰弱的症狀：「頭痛、肌肉痠痛、體重減輕、煩躁不安、焦慮、陽痿、缺乏野心、失眠以及沒有活力等」。

以上的說法像不像疾病診斷的垃圾桶？甚至像一部疾病診斷的吸塵器？把任何不快樂都歸到「神經衰弱」裡，視不快樂是一種疾病的型態。美國二十世紀初期的精神科醫師詹姆士（William James），據信也是位神經衰弱的患者，又把它稱為「美國炎症」（Americanitis）。

或許太多事業有成的人有神經衰弱的症狀，最後這個診斷竟然變成「特權」，似乎這種病症是「菁英」才可能得到。誠如加州大學教授盧茨（Tom Luts）所著《美國神經質一九〇三年》（*American Nervousness 1903*）裡面談到，當時認為神經衰弱是因為「勞心的工作」所造成，因此那些從事體力勞動的黑人或美洲印第安人不可能罹患神經衰弱。

被診斷為神經衰弱的美國人以中上階級為主，但這是因為當時能夠付得起錢看醫師的患者，以收入較高的人居多。這或許也和當時醫師的推波助瀾有關，畢竟把看不懂的病稱為「神經衰弱」，就不會有誤診的可能。

既然神經衰弱是步調太快、勞心工作太多所致，當時有了許多稀奇古怪的治

圖八

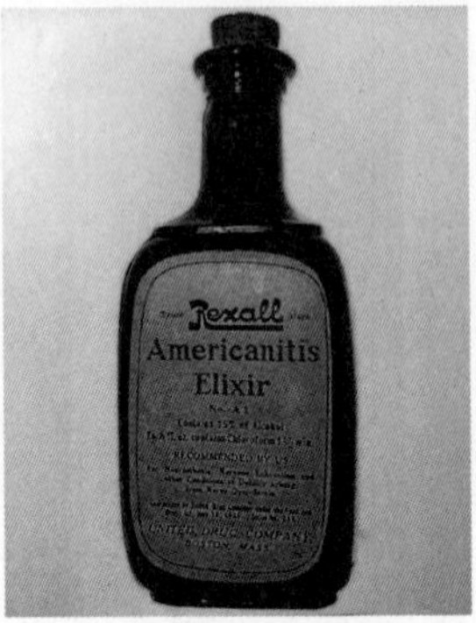

療，例如神經學家洛克威爾（Rockwell）主張對患者電擊，讓耗損的神經系統得到活力；也有人推出所謂的「美國炎症萬靈丹」（Americanitis Elixir，圖八），結果其成分是當時正夯的麻醉藥「氯仿」，目的大概是讓人有個好眠吧！

在此不浪費篇幅討論其他更驚世駭俗的治療方法，倒想提出腦筋清楚醫師的治療方式。

既然說「神經衰弱」是緊張生活的「停電」情形，於是有人鼓勵患者多到戶外走走、運動，探訪優美的國家公園等，甚至有人開創靈修課程，不只給予安慰，更鼓勵正向思考，用充滿感恩與愉悅的心，面對每日煩人的生活。這聽起來是不是很熟悉？這些事早在一百多年前就開始發展了。

二十世紀二〇年代後，由於醫學發展迅速，神經衰弱的診斷不再盛行。這個病慢慢在美國被淡忘，甚至在「美國精神疾病診斷」類別裡消失，但並非沒有了，而是被分得更詳細，有憂鬱症、慢性疲勞症候群、焦慮症等，不再是「統包」的診斷。

從以上的例子得知，由於文化及生活型態不同，各時代流行的疾病也不一樣，但「緊張忙碌、沒有適當休息」，甚至是「身心承受極大的工作壓力」，一直都和疾病脫不了關係，所以「生活型態調整」（Life style modification）一直是醫師建議患者的金科玉律。畢竟人是肉做的，不是鐵打的，不像機器可以不用調整與休息而持續工作。關於這點，任何世代都一樣。

圖八 https://www.pinterest.com/pin/145522631681917270/

尿失禁與性高潮

——凱格爾運動的附加價值？

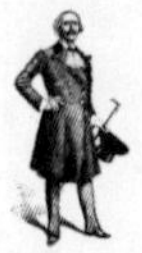

根據統計資料顯示，美國四十歲到六十歲婦女尿失禁的發生率是三成，有人甚至覺得超過六十歲以上的發生率高達七成。而韓國十九歲以上有尿失禁問題的女性，期刊說大約突破兩成。至於臺灣呢？不知道是大家說謊，還是統計方法有問題，大約只有一到三成的女性有這樣的毛病。

對於有上述問題的女性朋友，治療的方式大概有「外科手術」與「非手術」兩種選擇。我不是這方面的專家，建議有問題的人去掛泌尿外科或婦產科門診，透過專業醫師的診斷，解決身體不適。在此要談的是，醫療上會建議有尿失禁問題的女患者，可以自己練習的「凱格爾運動」（Kegel Exercise）。

凱格爾運動是一九八四年，美國婦產醫師凱格爾（Arnold Henry Kegel）率先提出的概念，他認為尿失禁是生產或長時間累積的地心引力等因素，造成了骨盆底類似吊床的肌肉群變得鬆弛、缺乏彈性，為了替婦女同胞解決這樣的問題，設計了一套運動來強化骨盆底肌肉群。

凱格爾醫師在設計之初，為了和他發明的「會陰壓力計」（Perineometer）一起量測，所以把運動設計得比較複雜，除了分成「肌肉教育期」、「阻抗運動期」，還要利用生理回饋及電刺激方式，預測是否正確收縮到該有的骨盆肌肉。他還把肌肉分成很多區塊來訓練，期待能追蹤肌力的狀況，瞭解治療成效。

雖然是為了尿失禁、子宮與膀胱下垂而設計出的運動，經過了幾年推廣，凱格爾醫師在一九九二年發表了一篇重要報告，認為學了此運動還可以讓女性朋友容易達到「性高潮」，並使高潮的強度與頻率都增加，他沾沾自喜地寫道：「我的研究發現，在性愛過程中抱怨陰道鬆弛沒有任何感覺的婦女，其實是恥尾肌（Pubococcygeus）功能變差，所以增加或恢復此一肌肉的功能，便可以讓患者充分得到性滿足。」

從凱格爾醫師的研究可以瞭解，他設計的運動可以強化恥尾肌，而增加此肌肉的強度，對於女性朋友的性滿足有一定功效。腦筋動得快的醫師據此擴展研究，有人發現凱格爾運動亦可以在男性患者身上增加「陰莖海棉體」（Corpus cavernosum）的壓力，認為可以解決男人難以啟齒的問題。在二〇〇五年《英國國際泌尿醫學期刊》（*British Journal of Urology International*），可以看到由朵瑞醫師（Grace Dorey）等人發表的文章，指出凱格爾運動可以用於有「勃起功能障礙」

（Erectile dysfunction）的男性，成為他們長期的第一線非藥物治療。

由於凱格爾當初設計此運動，除了提肛、抬臀等動作，還可以用水來充滿放大的橡皮圓球及柱狀球，把它塞入陰道內，不僅當做測量壓力，也做為訓練肌肉收縮之用。可惜因為操作及攜帶不便，於是有不少人設計出所謂的「陰道球」來代替，但不是每個女性陰道內部的構造與大小都一樣，於是又有「啞鈴型陰道球」出現（圖九）。

有歷史學家曾發文表示，早在西元五世紀的亞洲就有「班瓦球」（Ben Wa ball），散見於緬甸與日本的文獻中（圖十）。這種球通常是銀製品，主要用於性愛中助興，不只男人可以拿來幫助女性自慰，女性更可以將它放在陰道中，在站立時藉由肌肉收縮，讓球不會掉下來，以增加「房中術」的功力。據說這樣可以在性愛過程中讓男人欲仙欲死，電影裡的慈禧太后未受到皇帝注意時，好像就勤練這門功夫，希望在日後能派上用場。上述的作法，和某位男性氣功大師訓練男人「那話兒」而發展出的「吊陰功」，有異曲同工之妙，目的都在增加會陰部的「潛能」，設法增強性能力，那位大師甚至可以吊起百公斤的鐵塊。

圖九

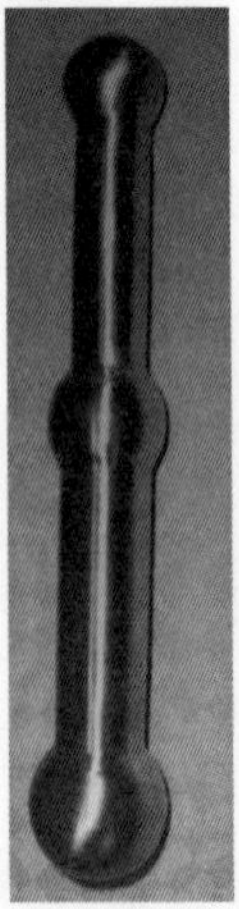

圖十

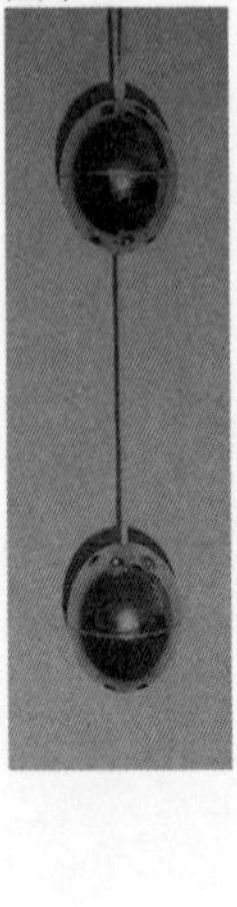

十九世紀末，這樣的東西因為電的發現而有了不一樣的發展。一位叫依理士（Havelock Ellis）的醫師將「班瓦球」接上電線。根據他的說法，透過輕度電流刺激，不只能提升女性的性欲、增加高潮，還可以治療當時令醫師頭痛的女性歇斯底里。

另一位堅信增加骨盆腔肌力的醫師家樂氏（前文提到發明早餐穀物片的人），更在一九〇四年的「世界電力會議」（International Electrical Congress）中，吹噓用前述方法刺激女性患者得到的成果：「透過插入陰道或骨盆腔，以及腹部上的電流刺激，可以加強此部位的肌肉，甚至可以訓練大腿肌肉，我在辦公室治療病患時，常看到她們劇烈抖動，把我的桌子震得搖搖晃晃……」

看到這樣的解說，我不禁懷疑凱格爾只是拾人牙穗。同理可證，當今的性愛玩具按摩棒或跳蛋，是過時醫療產品的「復活」，只是做得更精緻而已。

希望我的故事不會讓有尿失禁的女性讀者在練習凱格爾運動時，有任何不快，而我也無意冒犯或質疑凱格爾醫師的原創精神，畢竟在醫療史上，相關的例子不勝枚舉，我只是聯想力豐富，想讓大家看清楚醫療方法與時俱進的過程而已。

圖九 https://en.wikipedia.org/wiki/Kegel_exercise

圖十 https://en.wikipedia.org/wiki/Ben_Wa_balls

疼痛快如一陣風

——痛風的歷史

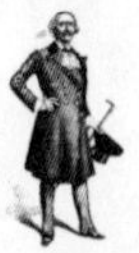

羅馬時代名醫蓋倫的行醫紀錄裡，記載了一則相當有趣的故事。有一天，他和廚子正熱烈討論如何烹調一塊味道濃烈的乳酪，一位老先生上門求助，他正遭受急性痛風的襲擊，變得不良於行。

蓋倫或許無法轉換剛剛討論乳酪的興致，當下決定用乳酪配上廚房裡的醃豬肉，混著石灰加水做成的泥糊，直接塗布在患者紅腫的大腳趾關節上。不料泥糊把發炎的皮膚弄破，使得裡面的痛風石結晶滲了出來，老先生當場痛得掉下眼淚，不過還是很信任蓋倫的醫術，配合治療。

幾天後，老先生的痛風竟然完全康復，而且皮膚也逐漸癒合，痛風石沒有再滲透出來，於是蓋倫的聲名更加遠播，很多人對他利用「發臭乳酪祕方」治癒痛風，嘖嘖稱奇。

說這個故事是想告訴讀者，在蓋倫所處的時代，痛風已經不是什麼稀奇的病，他卻是歷史上第一個描述痛風石結晶的醫師，並稱之為tophi。雖然沒有詳細指出是何處得到的經驗，但我想應該和「用重口味乳酪治療痛風」這件事，脫不了關係。

人類早在西元前二六四〇年就記載了痛風這個疾病，古埃及的莎草紙中說它是發生在「大腳趾與第一腳掌骨關節」的急性關節炎，而臨床上，此處確實是痛風最好發的位置。

蓋倫之前的西方醫學之父希波克拉底斯，雖然對痛風治療沒有找到有效方法，但透過仔細觀察與記錄，對它有一些相關敘述：

- 閹官不會有痛風（也不會有禿頭）。
- 女性不會有痛風，除非停經。
- 年輕人在第一次性交前不會有痛風。
- 在痛風侵犯之後四十天內，症狀會緩解。
- 痛風在春、秋兩季較容易出現。

由於現代飲食比古時候營養、豐富，希波克拉底斯的見解不再被奉若教條，但女性在停經前，因為受荷爾蒙保護，比較不容易受到痛風侵犯，還是目前醫學界的普遍共識。

希波克拉底斯還把痛風稱為「無法行走的疾病」，發現此病與飲食不節制、飲酒（當時多引用酒精度數不高，類似啤酒的飲品）有強烈的從屬關係。而具有這些條件的人多半是社會階級較高或富有的人，於是他將痛風稱為「富人的關節炎」（Arthritis of the Rich），和「窮人的關節炎」（Rheumatism，即風溼性關節病患）有所區別。

蓋倫也看到此關連性，認為痛風和縱情聲色及飲食不節有很大關連，也可能有遺傳因素。他的醫學著作以當時羅馬帝國著名的哲學家及參議員塞內卡（Lucius Annaeus Seneca）為例，他是羅馬帝國暴君尼祿的導師，有痛風的家族病史。

古希臘、羅馬時代，並非只有希波克拉底斯或蓋倫討論到痛風這個疾病，當時的人都用「普達格拉」（Podagra）這個字來形容它，背後有一個神話故事。因為大家都是認為縱情飲酒與此病有一定關連，便把疾病當成是酒的產物，因此，酒神「狄歐倪索斯」（Dionysus）及愛神「阿芙羅狄蒂」（Aphrodite）的女兒「普達格拉」便成為痛風的代名詞。

今日用Gout取代Podagra成為診斷名詞，始於十二世紀，由一位天主教道明會修士藍道弗斯（Randolphus）命名，他以體液學說為基礎，認為痛風是不平衡的液體流到（drop）關節內而致病，於是用拉丁文Gutta（即英文drop）創出Gout一詞。

中醫說「痛風」，最早出現於南北朝時期梁代陶景弘的《名醫別錄》，因為其疼痛「快如一陣風」，故有此命名。以前的醫典都稱作「痛痺」，誠如明朝虞摶所著《醫學正傳》所言：「夫古之所謂痛痺者，即今之痛風也，諸方書又謂之白虎歷節風，以其走痛於四肢骨節，如虎咬之狀，而以其名名之耳。」

相較於中醫的描述，西方醫學歷經千年的觀察與記錄之後，在中古世紀逐漸將痛風與富貴病連接在一起，稱為「帝王的疾病」（The Disease of King），因為只有身居高位的王公貴族們才有酒足飯滿、恣意揮霍的生活型態，自然無法避免得到此疾的命運；而升斗小民每天汲汲營營、奔波於工作，不要說得到痛風，恐怕連脫離營養不良都很困難。

當我看到西元前四世紀希臘著名醫師迪奧克萊斯（Diocles）關於治療痛風的建議時，不免發出會心微笑。他認為痛風是發炎體液蓄積在關節的神經裡，因此治療的最好方法是「絕對的素食」。千萬不要把今日的素食和古代的素食混為一談，現代的再製品與加工品充斥在素食者的菜餚中，但古時候只有粗茶淡飯可以選擇，以今日的眼光來看，那樣的吃法大概只有難民可以比擬。

接著，我想說美國獨立建國和痛風之間的關連性。你可能以為我瘋了，痛風這個病使得美國脫離英國？

英國與法國在七年戰爭之後，想進一步控制殖民地和鎮壓印地安人，決定派遣軍隊常駐北美，一七六五年，國會通過了著名的「印花稅條例」（Stamp Act），欲以此稅收負責軍隊的開支。當時力主不讓印花稅通過的議員老威廉皮特（William Pitt the Elder），在重要的表決期間居然因為痛風發作而缺席，導致稅法通過。

印花稅條例通過後，遭受殖民地人民強烈反對，「自由之子」、「自由之女」等祕密會社紛紛出現，帶領群眾搗毀稅局，焚燒印花稅票，還在稅吏身上塗柏油，黏羽毛，之後遊街示眾。在稅法生效前，稅吏都被迫辭職，殖民地也開始抵制英貨，使情況雪上加霜。

此時老威廉皮特的痛風好了，帶著英國商人及殖民地人們的請願，發表了重要的談話。他感性地說出：「美利堅是我們的孩子，不是英格蘭的牲畜。」終於使英國國會於一七六六年三月十八日廢除印花稅條例。

可惜另一次老威廉皮特痛風發作的期間，英國國會為了短支的稅收，在湯森爵士（Townshend）的請願下，通過法案，將對北美殖民地進口的茶葉課以重稅。因此，波士頓茶黨在一七七三年建立，不只促成日後的美國獨立戰爭，也意外使得茶葉在美國被咖啡取代，改變了西方的日常飲品。

痛風還影響了美國獨立的三個重要人物：富蘭克林（Benjamin Franklin）、傑弗遜（Thomas Jefferson），以及美國獨立戰爭的重要經濟支柱——法國貴族格拉維耶（Charles Gravier comte de Vergennes）。他們三人都是痛風之友，富蘭克林甚至在簽署美國憲法的最後完成階段，因為急性痛風發作，坐著輪椅前往會場。所以我說美國獨立是「痛風者聯盟」完成的，一點也不為過。

痛風的故事有趣嗎？但在門診遇到的痛風患者可就一點也不有趣了。我在開出藥單之外，更希望患者能有粗茶淡飯、忌口及多運動的決心，無奈如孔老夫子所言：「斯人也而有私疾也。」這是我的感慨。

隱性飢餓

——維他命的用法

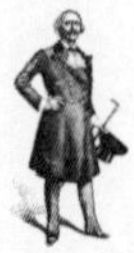

最近常看到某維他命公司以銀髮族為對象，大肆在電視廣告裡推銷「隱性飢餓」（Hidden Huger）的概念，說服這些老人家服用該公司的複方維他命。廣告說，因為飲食不均衡可能欠缺某些「微量元素」或「人體無法合成的必須營養素」。

我覺得這家維他命公司的行銷手法很高明，利用「混沌不明」的醫學用語來引發民眾的恐慌或興趣，從而購買他們的產品。只是銀髮族們真的面臨這些狀況嗎？

我不得不對其中的核心問題提出一些資料與說明，希望民眾們能瞭解，用維他命治療「隱性飢餓」只是廣用語，請大家不要太認真。

首先談到什麼是「隱性飢餓」。我不諱言，當我聽到這個名詞時，心裡立刻浮出一個畫面，就是電影《精武門》裡，日本人拿著「東亞病夫」的牌匾來取笑中國人。

首先提出「隱性飢餓」概念的人，是一九六四年智利學者埃莫西約（Hermosillar）等人，他們在某個醫學研討會裡，談到智利人民因食物不足與偏頗，造成營養不良。他們將會議資料集結於智利的醫學期刊，題目是〈智利的營養不良或隱性飢餓〉（Undernourishment or Hidden Hunger in Chile），這是「隱性飢餓」第一次出現在醫療用語中。

我們可以在醫學期 的搜尋引擎PubMed裡發現，這之後的幾十年，學術期刊所討論的「隱性飢餓」，多半是第三世界或未開發國家所面臨的問題，肇因於糧食生產不足，使得那裡的群眾不能達到身體對食物的基本需求。即使外表看起來還可以，但是體內缺乏應有的營養素，自然壽命較低，還容易罹患某些因維他命或微量元素缺乏而產生的疾病。

即便有學者研究，希望國際正視此一問題，但是從聯合國與澳洲、美國等學界齊心統計的「全球隱性飢餓地圖」（Global Hidden Hunger Maps，二〇一三年PLOS ONE網站公布）來看，我們依舊發現第三世界的許多國家（包含非洲、拉丁美洲等）還是因為食物普遍不足與單調，存在不能忽視的「營養不足」的情形。

除了上述的情況，學界也開始正視另一種「隱性飢餓」的存在，因為工商業發達之後，太多食物為了「保存方便」或「運送容易」，抑或「控制成本」，其製程使得營養素流失太多，更出現不少危害人體的添加物。二〇一三年，在德國斯圖加特·霍恩海姆（Stuttgart Hohenheim）舉行的「國際隱性飢餓會議」（International

Congress of Hidden Hunger）特別指出，許多食物充滿著高糖、高脂，而且沒有辦法添加新鮮蔬果，使得食用的人有營養方面的問題。這樣的食物往往特別便宜，使「營養不足」變成低社會階級不可避免的宿命，尤其當對象是孩童及婦女時，問題更棘手。

臺灣面臨的問題不是食物不足與單調，而是我們不知節制的生活型態，加上沒有適當運動所造成的「代謝症候群」！

更嚴肅的課題是：我們真的需要那麼多維他命嗎？

我寫了不少文章說明維他命的由來，提到它們之所以被發現，是因為缺乏某些食物中的營養素，產生了許多疾病，例如腳氣病、壞血病、夜盲症等。若因此把維他命歸類成藥品，一點也不為過，因為它們最初就用於治療「營養缺乏症」，而非用來養生保健、甚至預防疾病。

我這樣的說法可能不會獲得直銷廠商及某些民眾的認同，我想引用一篇發表於二〇一五年十月十五日《新英格蘭醫學期刊》的論文，來呼應我的說法。

醫師蓋勒（Andrew I. Geller）等人統計美國二〇〇四年到二〇一三年，六十三個具代表性的急診室，發現掛急診的兩萬三千多人中，有二八%是二十歲到三十歲的族群，他們因攝取營養補充品而出現急症；也有超過二一%的兒童掛急診是因為誤食營養補充品；更好笑的是，每年大概有兩千人，因為上述原因而住院。

希望我的文章不要引發口水戰，而是讓各位讀者能深思維他命的用法。我沒有說維他命或營養補充品不重要，相反的，我的態度更慎重——我覺得它們是藥品，在服用上必須知道其「適應症」（為什麼要吃）、「怎麼吃」（劑量是多少），以及「副作用」（吃多有何害處），但這些都是廠商沒有在廣告中告訴我們的。

千萬不要對維他命或營養補充品等閒視之，不能把它當成糖果或點心，說「有病治病、沒病強身」那種輕浮的話。

你以為隨便吃吃沒關係嗎？那麻煩可就大了！

復活節島上的細菌

——藥物研究的宿命轉折

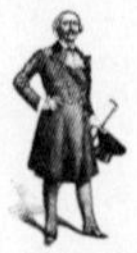

讀了很多名人或偉人傳記，發覺這些人能成功以至於叱吒風雲的關鍵，其實不外乎「機運」與「堅忍的毅力」。機運提供了上述人物發揮的舞臺，卻可遇不可求；至於毅力，包含了自我期許與過人膽識，雖然和個人所學及專長有一定的關連，不過若沒有異於常人的沉潛與忍耐，大概也無法等到風起雲湧的那一刻。

上述條件不只適用於人生的試煉，很多新的醫療方法與器材的發明更需要用相同的方式進行，就像我接下來講的故事。

一九六四年十一月，一個飄著雪花的日子，由各領域四十位專家組成的團隊，在加拿大新斯科細亞省（Nova Scotia）的哈利法克斯港（Halifax）登上加拿大皇家海軍的船艦，準備前往位於南太平洋，一個遺世獨立的復活節島（Easter Island）。

他們要去那裡研究風土人情、環境，甚至特有的疾病。其中有一位學者喬治·諾格雷迪（Georges

Nogrády），是任職於蒙特利爾大學（The University of Montreal）的微生物學家，他來島上的重要工作是希望尋找出治療「破傷風」（Tetanus）的契機。

「破傷風」這種疾病流行於馬之間，而人通常也因為照顧馬匹而得病。復活節島的居民赤腳行走，似乎更容易受到破傷風病菌侵犯，但奇怪的是，在這個曾經馬比人多的島上，幾乎沒看到馬被破傷風病菌感染。

此疾由「破傷風梭狀芽孢桿菌」（Clostridium tetani）引起，通常是沾有細菌的物品對皮膚造成損傷，並將病原體送到體內。而得到破傷風之後，臨床上最明顯的症狀是痙攣，其他症狀還有發燒、頭痛、吞嚥困難、高血壓及心搏過速等。由於病菌長存於泥土、灰塵及糞便中，這也是病患在野地受傷後送到急診室時，醫師都會先打一針破傷風疫苗的原因，以避免遭不幸病症纏身。

諾格雷迪將復活節島分成六十七個地區，採樣其泥土，帶回加拿大研究，結果只在一處樣品中找到破傷風芽孢桿菌的蹤跡。你可能以為研究就這樣劃下了句點，但是五年後，由於泥土樣本珍貴，於是被送到位於蒙特利爾的「艾爾斯特藥廠」（Ayerst Pharmaceuticals）研究人員手上。

之後，故事轉變成了另一種風貌，有的科學家稱此為「宿命的轉折」（Fateful Exchange）。美國的化學博士兼專欄作家哈爾福德（Bethany Halford）則稱它為「充滿變數的開始」（A rocky start）。

研究員從土壤樣本中分離出「吸水鏈黴菌」（Streptomyces hygroscopicus），發現它可以產生殺死黴菌的物質。他們多花了兩年時間分離其中有效的成分，分析初期重要的分子結構，才知道這是一種前所未有的天然化合物，所以將它取名Rapamycin，其名稱來自Rapa Nui，也就是生活在復活節島的原住民。

帶領團隊發現Rapamycin的人，是藥廠中一位出生於巴基斯坦的微生物學家賽加爾（Suren Sehgal）。不僅瞭解Rapamycin有殺死黴菌的功能，而且還發現它有免疫抑制，甚至抑制癌細胞的能力；於是賽加爾將一份樣本送到美國的「國家癌症中心」（National Cancer Institute，簡稱NCI）。

NCI發現Rapamycin有很強的抗癌能力，而且這種能力並非當時的抗癌藥物可以比擬，因為它只會殺死癌細胞，對於正常細胞的分化與生長，則沒有太大影響。

事情到了一九八二年有了危機，因為Rapamycin在製成注射型態的研究上，無法突破，加上藥廠對於經費的考量，決定把位於蒙特利爾的分部裁撤，僅剩的三十名研究人員被調回普林斯頓的研究室，而且終止對於Rapamycin的研究。

賽加爾並沒有放棄對Rapamycin編織出的美夢，他在蒙特利爾分部關掉前，大量培養吸水鏈黴菌，而且將它們密封起來，帶回自己家中，存放在冷凍庫，希望等到撥雲見日的一天，沒想到，這一等就是五年。

一九八七年，艾爾斯特藥廠和惠氏藥廠（Weyth）合併，賽加爾覺得這家藥廠成立的新實驗室大有可為，於是隔年又寫了備忘錄給當時的公司高層，提出有關Rapamycin可以發展的方向和用途，結果被採納了。

為何賽加爾覺得大有可為呢？因為在二十世紀八〇年代，美國的器官移植因山多士公司（Sandoz）發明的免疫抑制劑「環孢靈素」（Cyclosporin）而突破僵局，使器官移植手術的成功率大增，山多士公司的業務也蒸蒸日上。隨後，日本的藤澤公司（Fujisawa）也發表另一種免疫抑制藥FK-506，其結構竟有一半和Rapamycin相同。

於是惠氏藥廠決定投入對Rapamycin的研究，希望趕上免疫抑制劑的列車，結果在研究團隊的努力下，二十世紀九〇年代開始投入臨床實驗，終於在一九九九年得到FDA核准上市。這時的研究團隊由阿布加比亞（Magid Abou-Gharbia）領導，他不甘心被侷限於免疫抑制劑的研究，所以應用了賽加爾提供的備忘錄，改變了好幾個Rapamycin結構的重要部分，單單這樣的嘗試，惠氏藥廠就得到超過一百項的專利。

由於Rapamycin結構改變的效能漸漸被瞭解，於是惠氏藥廠轉而將它變成抗癌藥物。二〇〇七年，由它改變而來的藥物「特癌適」（Torisel）核准用於治療腎臟癌，而賽加爾已於二〇〇五年辭世。

如果你以為Rapamycin的魔力就此結束，那就太小看它了。隨著研究愈來愈多，目前除了免疫抑制劑及癌症治療藥物外，它還化身為冠狀動脈支架內的重要塗藥，防止支架撐開後的冠狀動脈因內皮增生而再次狹窄。多年的臨床資料顯示，這麼做確實使支架維持更久，讓很多病人免於再挨一刀的痛苦。

所謂「山窮水盡疑無路，柳暗花明又一村」，Rapamycin在二〇〇〇年之後，和「抗老」搭上了邊。傑克森實驗室的學者哈瑞森（David Harrison）將其餵食老鼠後，發現雄鼠因此多活了六個月，也就是多九%的平均壽命，而母鼠的平均壽命更多了一四%。

至於人呢？有學者以兩組各一百位老人做實驗，其中一百人只給安慰劑，而另一組則給予六星期的Rapamycin衍生物Everolimus。服藥完兩個星期後，研究人員替所有老人施打了流感疫苗，發現服藥那組抽血測得的流感抗體指數較高，雖然這結果與長生不老藥還有一段很長的距離，但確實因Rapamycin而露出一線曙光。

相信你會喜歡開始於五十多年前的復活節島驚奇之旅，尤其感念賽加爾替復活節島土壤培養出的細菌。沒有他所存留的研究火種及真知灼見，日後沒辦法發現Rapamycin這個藥物的存在。據說他為保存細菌，還特別把就讀大學的兒子找回來，一起思考如何在自家冰箱的冷凍庫，安全密封細菌。

雖然賽加爾沒有真正參與Rapamycin的所有研究，不過套句樂毅〈報燕王書中〉說的：「善作者不必善成，善始者不必善終。」他的堅持替後世研究人員點了一盞燈，因此研發出多項新藥物。接下來，另一世代的繼承者會將研究成果交棒下去，醫療的革命尚未成功，同志們仍須努力。

好的膽固醇

——醫學研究的謎團

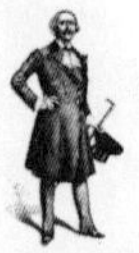

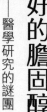

門診追蹤與治療「高血脂」（Hyperlipidemia）患者時，我會效法前輩，盡量使用淺顯易懂的術語，向病患解釋抽血的數值。例如用「好的膽固醇」代表「高密度膽固醇」（High-Density Lipoprotein，俗稱HDL），用「壞的膽固醇」來表代「低密度膽固醇」（Low-Density Lipoprotein，俗稱LDL），讓他們看到報告時，可以很快瞭解病情。

為何會有上述的通俗說法？是因為早期有不少醫學研究發現，LDL要愈低愈好，一般建議控制在一三〇mg／dl以下，病患若合併有心血管疾病或糖尿病等慢性病，則建議嚴格控制在一〇〇mg／dl以下。至於HDL，則具有保護心臟血管的作用。根據研究，在固定的LDL標準下，若HDL降低，會提高心血管疾病的風險。因此有學者建議，男性HDL要高於四〇mg／dl，而女性最好高於五〇mg／dl。

隨著膽固醇在人體內代謝的研究愈來愈詳細，

學界對LDL的建議值，幾乎沒有太大雜音，但是對HDL則意見分歧，因為它的效能並不如之前的研究所言：「升高時具有保護心血管的作用，而反之則容易對人體造成不利影響。」有某些報告潛藏著無法解釋的現象，所以「好的膽固醇」的說法，受到嚴肅的考驗，彷彿是頗具爭議的「偽君子」，端看研究學者的解釋屬於哪一個面相。

現今醫學界對膽固醇的共識，大概還是以美國的意見為依歸，此結果最先來自有名的「弗雷明罕心臟病因研究」（Framingham Heart Study，簡稱FHS）。原來在二十世紀初，美國政府對國民死於心血管疾病的數字不斷攀升，憂心忡忡，於是在一九四八年，由「國家心肺血液研究所」（National Heart, Lung & Blood Institute）主導下，選定了麻塞諸色州的弗雷明罕市（Framingham），以其中五千兩百零九位，三十歲到六十二歲的居民為對象，記錄他們的生活模式、醫學檢查及飲食，試圖找出影響心血管疾病的危險因子。

二十世紀六〇年代中末期，上述研究發表了初步的報告，明確指出吸菸、肥胖、高膽固醇、高血壓以及心電圖異常，會增加心血管疾病的風險。之後，每一個危險因子都引發前仆後繼的研究，希望找出治療及預防的方法。

關於膽固醇的研究，初期只注重總膽固醇（Total Cholesterol）的數值，但隨著生物化學的技術愈來愈進步，慢慢揭開人體有關脂質代謝的成分、途徑與數值的分析之後，學者開始注意HDL及LDL的重要性。一九八五年的諾貝爾生理及醫學獎，就表彰學者布朗（Michael S. Brown）及戈爾茨坦（Joseph L.Goldstein）等人對於膽固醇研究的貢獻。

LDL角色從一開始就相當明確，它是促成血管粥樣硬化的重要危險因子，人人欲除之而後快。隨著第一代治療高血脂的藥物問世，LDL在治療後可以降低，而其中有些人伴隨HDL升高，學者們開始發現患者的心血管疾病有明顯改善的趨勢，因此大家的共識逐漸形成——LDL是Bad，而HDL是Good。

尤其在一九八八年，FHS又發布另一個觀察報告，更確定HDL數值升高，降低了心血管疾病的風險，所以各藥廠除了製造降低LDL的藥物，也要開發HDL的新藥，讓人們免於心血管疾病的危害。

可惜以這個概念發展的新藥，臨床實驗並不順遂。輝瑞藥廠的Torcetrapib，以及默克藥廠的Anacetrapib都以失敗收場，前者在二〇〇七年時，還因為增加五〇%的心血管死亡率，使得實驗終止（即使它讓受試者升高了七二%的HDL數值）。輝瑞藥廠在實驗結果公布之後，比臺灣的浩鼎公司還慘，市值一夜之間蒸發約一百八十億美元。

之後有多位學者——例如澳州雪梨大學的巴特（Philip Barter）、克里夫蘭醫院心血管藥物研究中心的主席尼善（Steve Nissen）——研究陸續問世，HDL似乎沒有像一開始所認定的那樣，是「單一」的心血管危險因子指標，尤其一些研究人類基因缺陷的報告，更讓人如陷入五里霧中。

例如義大利學者西爾托里（Cesare Sirtori），在二十一位ApoAI Milano基因變異的患者身上發現，即使HDL低於正常人，其心血管危險性並沒有增加；而學者安德森（R. V. Andersen）也發現在「肝脂酶」（Hepatic lipase）基因異常的患者中，HDL雖然比正常人高出許多，但心血管危險性增加了更多。

近二十年來有關HDL數值高低的研究，正反兩方有數不清的糾葛，以致於單純以「好的膽固醇」來稱呼它，似乎有欠公允。因此學者莎拉扎（Juan Salazar）在二〇一五年將相關文獻整理後，提出了一個合理的解釋——HDL並非是結構單純的膽固醇，把它的數值當成「一以貫之」的評判標準，有實行上的困難，除非將它的分子結構及代謝方式途徑做更徹底的研究，否則無法做為預測心血管疾病危險因子的單一指標。

這個題目還有得吵，必須有更多研究才能得到更明確的答案。或許多年之後，「好的膽固醇」會被分成「偽君子」、「正直的人」或「路人甲」等更炫的名詞，被醫師用來教育病患。

HISTORY系列 026

胖病毒、人皮書、水蛭蒐集人：醫療現場的46個震撼奇想

作　　者—蘇上豪
主　　編—邱憶伶
責任編輯—麥可欣
責任企劃—葉蘭方
封面設計—謝佳穎
董 事 長—趙政岷
發 行 人
總 編 輯—李采洪
出 版 者—時報文化出版企業股份有限公司
一〇八〇三臺北市和平西路三段二四〇號三樓
發行專線—（〇二）二三〇六—六八四二
讀者服務專線—〇八〇〇—二三一—七〇五・（〇二）二三〇四—七一〇三
讀者服務傳真—（〇二）二三〇四—六八五八
郵　撥—九三四—四七二四時報文化出版公司
信　箱—臺北郵政七九～九九信箱
時報悅讀網—http://www.readingtimes.com.tw
讀者服務信箱—newstudy@readingtimes.com.tw
時報出版愛讀者粉絲團—http://www.facebook.com/readingtimes.2
法律顧問—理律法務事務所 陳長文律師、李念祖律師
印　刷—盈昌印刷有限公司
初版一刷—二〇一六年十二月九日
定　價—三〇〇元

時報文化出版公司成立於一九七五年，
並於一九九九年股票上櫃公開發行，於二〇〇八年脫離中時集團非屬旺中，
以「尊重智慧與創意的文化事業」為信念。

國家圖書館出版品預行編目資料

胖病毒、人皮書、水蛭蒐集人：醫療現場的46個震撼奇想/ 蘇上豪著.--初版. --臺北市：時報文化, 2016.12
面；　公分. --(History系列；26)

ISBN 978-957-13-6845-0（平裝）

1.醫療史　2.通俗作品

410.9　　105022308

ISBN 978-957-13-6845-0
Printed in Taiwan